PROF. DR. JUTTA HELLER

Resilienz

7 Schlüssel für mehr innere Stärke

Fördern Sie Ihre Resilienz und kultivieren Sie sie

Mein früheres und mein jetziges Leben sind durch einen Traum verbunden: Ich stehe am Ufer eines breiten Flusses und schaue auf das Wasser. Ich weiß genau, dass ich auf die andere Seite will. Etwas hält mich zurück, lässt mich zögern. Das Wasser ist morastig, kleine Inseln ragen wie Trittsteine hervor. Der Weg scheint sehr unsicher zu sein – ähnlich wie in einem Moor. Ich wage den ersten Schritt. Die Insel hält mich aus. Ich gehe vorsichtig balancierend weiter. Da merke ich: Die Inseln sind aus Grieß. Sie saugen sich zunehmend mit Wasser voll, sodass ich anfange einzusinken. Ich versuche, Stück für Stück weiterzukommen. Das andere Ufer ist schon recht nah. Ich weiß, ich kann schwimmen, und sinke doch auf der nächsten Grieß-Insel immer weiter ins Wasser. Ich sage mir: »Jetzt musst Du mit den Füßen anfangen zu strampeln«, doch gleichzeitig sinke ich immer tiefer …

Diesen Traum habe ich zwei Nächte hintereinander genau so geträumt. Ich war damals unzufrieden und unglücklich mit meinem Leben, wusste aber nicht, wie ich etwas ändern sollte. Tief in mir spürte ich die Lebensenergie, die Sehnsucht, doch ich konnte mich nicht dazu überwinden, einen ersten Schritt zu machen.

Vermutlich hatten auch Sie schon den einen oder anderen Traum mit Ohnmachts- oder Angstgefühlen, wobei die Traumbilder sehr unterschiedlich sein können. Manche Menschen sehen sich am Abgrund stehen, andere befinden sich in einem Labyrinth und suchen verzweifelt nach einem Ausgang. Solche Träume treten meist in schwierigen Lebensphasen auf und bedeuten, dass es an der Zeit ist, etwas in unserem Leben zu verändern. Mein Traum hat mich damals wachgerüttelt. Ich habe erfahren, dass Veränderungen möglich sind, wenn wir anfangen, wieder Verantwortung für unser Leben zu übernehmen. Die Übergangsphase war anstrengend, aber durchaus auch lustvoll!

Mit diesem Buch werden Sie Orientierungs- und Handlungsmuster zur Krisenbewältigung entwickeln, kurz: Sie lernen, Ihr psychisches Immunsystem, auch Resilienz genannt, zu stärken. Dabei unterstützen Sie zahlreiche Übungen. Belastungen und Herausforderungen werden Ihnen immer wieder begegnen. Doch Sie können lernen, konstruktiv damit umzugehen, sodass Sie trotz Schwierigkeiten ein erfüllteres Leben führen.

Folgende Resilienzfaktoren oder sieben Schlüssel, die ich Ihnen in den einzelnen Kapiteln vorstelle, führen Sie zu Ihrem Ziel:

- Akzeptanz: Nehmen Sie an, was geschieht. Es ist, wie es ist.
- Optimismus: Vertrauen Sie darauf, dass es besser wird.
- Selbstwirksamkeit: Achten Sie auf Ihre eigenen Bedürfnisse. Entscheiden Sie sich und gehen Sie Ihren Weg.
- Verantwortung: Verlassen Sie die Opferrolle. Übernehmen Sie Verantwortung und respektieren Sie Ihre (Leistungs-)Grenzen.
- Netzwerkorientierung: Trauen Sie sich, andere um Hilfe zu bitten und Hilfe anzunehmen.
- Lösungsorientierung: Gehen Sie die Dinge an, werden Sie aktiv. Entdecken Sie die Wünsche für Ihr Leben.
- Zukunftsorientierung: Planen Sie Ihr Leben, sorgen Sie für die Realisierung Ihrer Pläne.

Ich wünsche Ihnen viel Erfolg dabei!

Ihre

Jutta Heller

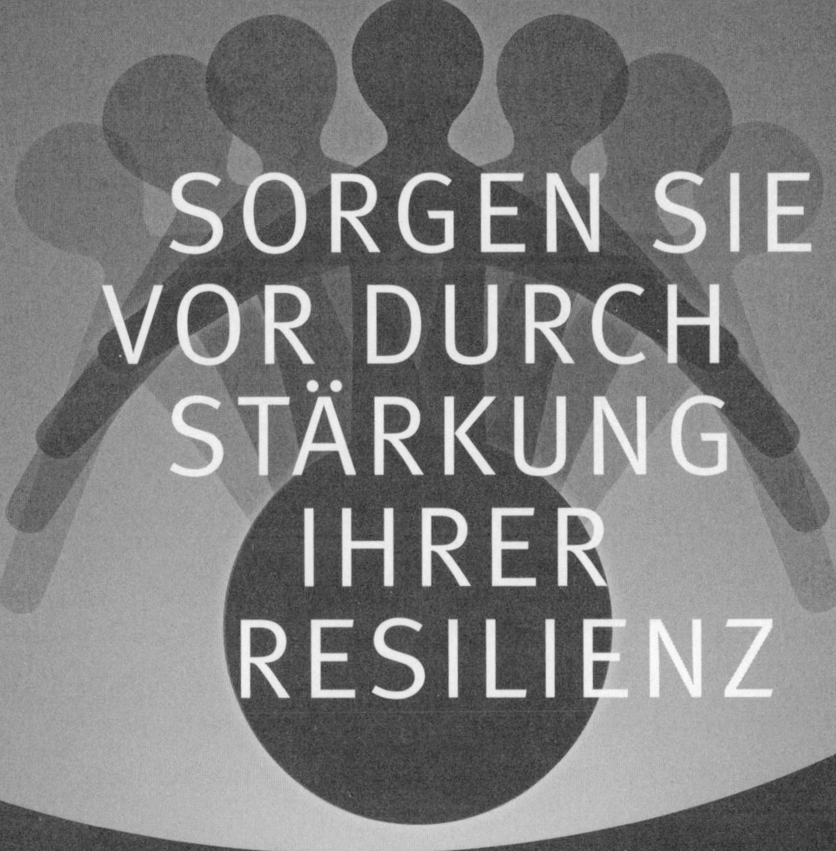

SORGEN SIE VOR DURCH STÄRKUNG IHRER RESILIENZ

Resilient zu sein bedeutet, mit den Widrigkeiten des Lebens gut umgehen zu können. Resilienz oder seelische Widerstandskraft scheint einigen Menschen schon in die Wiege gelegt worden zu sein. Doch erwiesenermaßen erlernen wir sie in der Kindheit. Somit können wir sie auch ein Leben lang weiterentwickeln und stärken, sodass wir wie ein Stehaufmännchen im Krisenfall rasch wieder auf die Beine kommen.

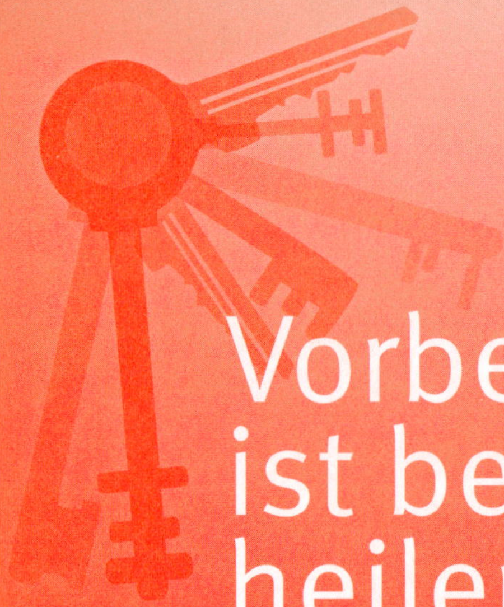

Vorbeugen ist besser als heilen

In diesem Kapitel geht es um die Grundideen des Resilienzkonzepts, außerdem erfahren Sie, warum Sie mit NLP-Techniken Ihre seelische Widerstandskraft stärken können. Mithilfe der sieben Schlüssel in diesem Buch gelangen Sie Schritt für Schritt zu mehr innerer Stärke.

Krisen unbeschadet überstehen

Belastungen, Stress, vielfältige Herausforderungen machen allen Menschen zu schaffen. Doch manche stehen wie ein Fels in der Brandung im Leben, andere dagegen fallen schon beim ersten Windstoß um und tun sich schwer, sich wieder aufzurappeln. Warum bewältigen manche Menschen Krisen besser als andere? Was lässt sie psychisch widerstandsfähiger = resilient sein?

Grundideen des Resilienzkonzepts

Das Resilienzkonzept wurde aufgrund einer Langzeitstudie von Emmy Werner, einer amerikanischen Entwicklungspsychologin, entwickelt. Sie beobachtete und analysierte rund 700 Hawaiianer, die 1955 geboren wurden, von Kindheit an über 40 Jahre hinweg. Dabei interessierte sie sich vor allem dafür, wie Menschen, die in schwierigen, zum Beispiel von Armut und Gewalt geprägten Lebensumständen aufwuchsen, dennoch eine gute psychische Widerstandsfähigkeit entwickeln können.

Aufgrund dieser Studie konnten sieben Schlüsselfaktoren definiert werden, die entscheiden, ob Menschen resilient sind und somit Krisen verkraften oder gar noch gestärkt aus solchen Situationen hervorgehen. Diese Fähigkeit kann man als Immunsystem der Seele oder noch treffender als Stehaufmännchen-Kompetenz beschreiben. Als entscheidende Schlüssel werden Akzeptanz, Optimismus, Selbstwirksamkeit, Verantwortung, Netzwerkorientierung, Lösungsorientierung und Zukunftsorientierung genannt.

Gute Voraussetzungen

Die Voraussetzungen, um diese Schlüsselfaktoren zu erwerben, erhalten wir normalerweise in der Kindheit. Wichtig ist:

- eine enge emotionale Bindung zu mindestens einer Bezugsperson in der Familie (Großeltern, Geschwister, Tanten und Onkel), die Sicherheit und Zuverlässigkeit vermittelt,
- Akzeptanz und Respekt zu erfahren, weil wir freundlich und aufgeschlossen sind sowie unsere Probleme selbst angepackt und gelöst haben,
- Unterstützung bei dem, was wir tun, im Umfeld zu erhalten – durch Ältere und Gleichaltrige, durch Lehrer, Nachbarn und Eltern von Freunden.

Doch selbst wenn diese Voraussetzungen in der Kindheit kaum gegeben waren, haben wir die Möglichkeit, uns ein Leben lang weiterzuentwickeln (siehe auch Seite 12).

Grundlagen der NLP

Die Übungen in den verschiedenen Kapiteln basieren vor allem auf grundlegenden Techniken der Neurolinguistischen Psychologie (NLP). NLP wird definiert als die Struktur der subjektiven Erfahrungen. Damit ist Folgendes gemeint: Im Laufe unseres Lebens machen wir vielfältige prägende Erfahrungen, wir lernen, uns in der Welt zurechtzufinden. All diese Erfahrungen speichern wir als eine Wahrnehmungskombination unserer fünf Sinne in uns ab. Vieles generalisieren wir als Muster, sodass wir manche Dinge einfach tun können, ohne lang darüber nachzudenken oder zu rätseln, wie etwas geht. Unser Autopilot ist dann eingeschaltet. Zum Beispiel haben wir alle ein bestimmtes Muster entwickelt, wie wir anderen Menschen begegnen: eher zurückhaltend und vorsichtig oder gewinnend lächelnd und bereit, gleich Kontakt herzustellen. Wir haben bestimmte Denkmuster entwickelt, um Auswirkungen von Verhalten einschätzen zu können: optimistische oder eher pessimistische Denkhaltungen. Möglicherweise gibt es für manche Verhaltensmuster von Menschen auch einen genetischen Einfluss, das meiste ist jedoch durch unsere individuelle »Programmierung« aufgrund der gemachten Erfahrungen entstanden. Diese Verhaltens- und Denkmuster entstehen durch das Zusammenspiel zwischen dem Gehirn (Neuro), der Sprache (Linguistik) und dem Körper. Viele der Denkmuster sind in unserer Kindheit und Jugendzeit entstanden. Manches, was damals sinnvoll war, ist heute eher ineffektiv und wenig zielführend für ein zufriedenstellendes, erfülltes Leben. Diese ineffektiven Muster gilt es zu verändern.

Techniken der NLP

NLP wurde von dem Psychologen Richard Bandler und dem Linguisten John Grinder Anfang der 1970er-Jahre an der University of California in Santa Cruz entwickelt. Sie analysierten, welche Techniken und Vorgehensweisen besonders erfolgreiche Therapeuten anwendeten. Sie studierten vor allem die Arbeitsweise des Gestalttherapeuten Fritz Perls, der Familientherapeutin Virginia Satir und des Hypnotherapeuten Milton H. Erickson. Insbesondere von den NLP-Trainern Robert Dilts und Tad James wurde das Konzept entscheidend weiterentwickelt. Die NLP-Techniken basieren auf verschiedenen Annahmen. Der Diplompsychologe und Psychotherapeut Thies Stahl, einer der ersten NLP-Trainer in Deutschland, formuliert diese so:

1. Menschen reagieren auf ihre subjektive Abbildung der Wirklichkeit und nicht auf die äußere Realität.
2. Geist und Körper sind Teile des gleichen Systems und beeinflussen sich wechselseitig.
3. Viele Verhaltensmöglichkeiten sind wichtig, weil ein System immer vom flexibelsten Element kontrolliert wird.
4. Ein Mensch funktioniert immer perfekt und trifft stets die beste Wahl auf der Grundlage der für ihn verfügbaren Informationen.
5. Jedem Verhalten liegt eine positive Absicht zugrunde, und es gibt zumindest einen Kontext, in dem es nützlich ist.
6. Das Ergebnis von Kommunikation ist das Feedback, das der Einzelne bekommt; Fehler oder Versagen gibt es nicht.
7. Kann ein Mensch lernen, etwas Bestimmtes zu tun, können es grundsätzlich alle Menschen.
8. Menschen verfügen über alle Ressourcen, die sie brauchen, um eine von ihnen angestrebte Veränderung zu erreichen.

INFO: RESSOURCEN IN DER NLP

Ressourcen sind in der NLP alles, was dazu dient, angestrebte Ziele zu erreichen. Ressourcen können äußerer oder innerer Natur sein. Äußere Ressourcen sind zum Beispiel andere Menschen, Zeit oder Geld. Innere Ressourcen sind Qualitäten, die jemand besitzt, sein Potenzial, also Stärken, Talente, Überzeugungen und Strategien.

Mithilfe dieser Grundannahmen können wir unsere innere Welt genau wie unsere äußere Welt gestalten. So wie wir ein Zimmer einrichten, können wir auch unseren Kopf, unser Herz und unseren Bauch steuern. So wie Sie bisher durch die Welt gehen, ist das natürlich okay. Aber vielleicht gibt es noch bessere Möglichkeiten? Etwas zu verändern ist sicher nicht immer leicht, vor allem wenn wir schon jahrelang bestimmte Muster wiederholen. So bauen wir in unserem Gehirn Gedankenautobahnen, die über lange Strecken hinweg keine Ausfahrt aufweisen. Jedoch ganz ehrlich: Immer nur Autobahn zu fahren, ist doch langweilig! Viel spannender sind die kleinen Nebenstrecken, die abwechslungsreich durch die Landschaft führen. Mit den Übungen in diesem Buch werden Sie für Ihr Gehirn neue Wege bahnen.

Schritt für Schritt Stärke entwickeln

Solange wir fest auf beiden Beinen stehen, gut verankert im Leben, können wir flexibel agieren. Wir sind lernfähig, kreativ, können uns neu ausrichten und haben genügend Energie, um unsere persönliche Entwicklung voranzutreiben und uns für Widrigkeiten im Leben zu wappnen. Innere Stärke steht uns jedoch nicht immer zur

Verfügung. Besonders wenn wir ohnehin schon durch Stress unter Druck stehen, ertragen wir oft keine weiteren Schwierigkeiten mehr. Dann können uns auch mal Dinge aus der Bahn werfen, die uns unter anderen Umständen nicht weiter gekratzt hätten. Manchmal zwingt uns der Körper durch eine Grippe oder einen Unfall dazu, einfach mal Pause zu machen. Solche Phasen sorgen oft dafür, dass der Kopf zur Ruhe kommt und so manches sich zwangsläufig neu ordnet. Besser ist es natürlich, von sich aus kürzerzutreten und diese Pause freiwillig einzulegen. Wenn Sie sich also eine Pause gönnen wollen, damit Sie wieder zu Kräften kommen, oder wenn Sie das Gefühl haben, dass Ihnen etwas mehr innere Stärke gut täte, dann halten Sie das richtige Buch in der Hand. Sie werden sich in den einzelnen Kapiteln immer wieder mit einem Selbst-Check wie dem auf Seite 15 testen, sodass Sie zunehmend Klarheit über Ihre individuelle Entwicklungsaufgabe bekommen. Und die zahlreichen Übungen helfen Ihnen dabei, sich selbst zu fördern und zu verändern.

Ideal wäre, wenn Sie am Ende des Buches sagen würden: »Ich weiß, wie ich mit Belastungen und Krisen umgehen kann.« Der Motor für Veränderungen sollte immer Ihr Gefühl sein. Wenn Sie sich gestresst und belastet fühlen, sollten Sie anfangen, anders auf und in die Welt zu blicken. Indem Sie Ihre Wahrnehmung verändern, werden Sie auch Ihre Gefühle und Ihr Umfeld positiv verändern. Das ist viel leichter, als es hier vielleicht klingt.

So gehen Sie vor

Sie können dieses Buch auf unterschiedliche Arten nutzen:

- Lesen Sie es einfach durch, um sich Wissen über Resilienz anzueignen und darüber, welche Handlungsmöglichkeiten es in schwierigen Lebensphasen gibt.

- Gehen Sie selektiv vor, indem Sie je nach Ihrem persönlichen »Leidensdruck« bei den einzelnen Schlüsselfaktoren nachlesen und dazu die angebotenen Übungen machen. Die Reihenfolge der sieben Schlüssel ist nicht entscheidend, sie ergänzen und verstärken sich jedoch wechselseitig.
- Ideal wäre es, wenn Sie ein Kapitel nach dem anderen lesen, die Übungen machen und immer wieder Ihre neuen Erkenntnisse und Veränderungen reflektieren.

Legen Sie sich ein Notizbuch für Ihre Aufzeichnungen zu. Viele der Übungen wirken auf der bewussten und der unbewussten Ebene. Daher hilft es, wenn Sie sich Ihre Erkenntnisse öfter durchlesen und sie damit intensivieren. Für die Durchführung der Übungen suchen Sie sich einen Platz, an dem Sie ungestört nachdenken und schreiben können. Planen Sie 20 bis 30 Minuten pro Übung ein. Bei einigen Übungen werde ich Ihnen vorschlagen, sich durch Ihr Zimmer zu bewegen und so Schritt für Schritt Ihre Gedanken zu entwickeln. Durch die Bewegung im Raum werden Sie Ihre Erkenntnisse nachhaltiger verankern. Sie werden auch Übungen finden, bei denen Sie Ihrer Fantasie absolut freien Lauf lassen können. Erlauben Sie sich, einfach neugierig zu sein, welche Entdeckungen Sie im Laufe dieses Buches machen und welche Veränderungen eintreten werden.
Bevor Sie im nächsten Kapitel mit den einzelnen Schlüsseln zu mehr innerer Stärke beginnen, können Sie mithilfe der folgenden typischen Aussagen Ihre eigene Resilienzfitness testen. Dabei erkennen Sie, mit welchem Schlüsselfaktor Sie am ehesten eine Veränderung Ihrer Situation erreichen können. Tragen Sie die Bewertungspunkte direkt ins Buch ein oder schreiben Sie Ihre Ergebnisse in Ihr Notizbuch – wie es Ihnen lieber ist.

SELBST-CHECK: TESTEN SIE IHRE RESILIENZFITNESS

Lesen Sie die Beschreibung der Schlüsselfaktoren für Ihre innere Stärke und die typischen dazugehörenden Aussagen. Bewerten Sie dann auf einer Skala von 1 bis 10 (1 = nicht zutreffend; 10 = völlig zutreffend), inwiefern diese Beschreibungen für Sie persönlich zutreffen. Je weniger Punkte Sie sich für die Resilienz-Schlüssel gegeben haben, desto stärker sollten Sie Ihren Fokus auf die Bearbeitung dieser Aspekte legen.

Schlüssel für Ihre innere Stärke	Typische Aussagen	Bewertungs-punkte
Akzeptanz: **Ich nehme an, was geschieht. Es ist, wie es ist.**	**Was vorbei ist, ist vorbei. Mit Unabänderlichem kann ich mich recht gut und schnell abfinden.**	______
Optimismus: **Ich vertraue darauf, dass es besser wird.**	**Ich rechne meist mit dem Besten und bin zuversichtlich für meine Zukunft.**	______
Selbstwirksamkeit: **Ich bin überzeugt, dass ich Einfluss nehmen kann.**	**Probleme sind Herausforderungen, und ich kann alles schaffen, was ich mir vornehme.**	______
Verantwortung: **Ich weiß, welche Verantwortung ich habe und welche andere haben.**	**Ich frage nicht »Wer hat Schuld?«, sondern »Wie bringen wir das wieder in Ordnung?«. Ich stelle mich unangenehmen Einsichten und trage die Konsequenzen.**	______

Netzwerkorientierung: Ich traue mich, andere um Hilfe zu bitten.	Gemeinsam geht's besser, ich darf anderen vertrauen und auf andere und ihre Unterstützung bauen.	______
Lösungsorientierung: Ich gehe die Dinge an, werde aktiv.	Ich weiß, was mir wichtig ist, und setze Prioritäten. Ich bin mir meiner Wünsche und Visionen bewusst.	______
Zukunftsorientierung: Ich plane meine Zukunft, ich sorge für mich.	Wenn ich mir etwas vornehme, prüfe ich auch Chancen und Risiken, bevor ich mich für einen Weg zum Ziel entscheide. Ich arbeite meist auf ein Ziel hin und ich weiß oft sehr genau, was ich will.	______

Wie ist Ihr Test ausgefallen? Die wenigsten Menschen werden in allen sieben Kategorien die glatte 10 erreichen. Wenn Sie im mittleren Bereich mit 5 bis 7 Punkten liegen, sind Sie schon ganz gut. Es könnte jedoch noch besser sein – erst recht, wenn sich Ihre Punkte im unteren Drittel bewegen – und dafür können Sie sorgen. Wenn Sie neugierig sind, dann schnuppern Sie vielleicht gleich in das Kapitel mit dem Resilienz-Schlüssel hinein, bei dem Sie sich am wenigsten Punkte gegeben haben. Ansonsten gehen Sie am besten einfach der Reihe nach vor.

DIE SIEBEN SCHLÜSSEL ZUR SEELISCHEN WIDERSTANDS-KRAFT

Sieben Schlüsselfaktoren helfen Ihnen, zu mehr innerer Stärke zu gelangen. Selbst wenn Sie das Gefühl haben, zum Beispiel überhaupt nicht optimistisch zu sein, oder wenn Sie nur wenig Selbstwirksamkeit verspüren, müssen Sie sich nicht damit abfinden. Denn wir sind fähig, uns unser Leben lang weiterzuentwickeln und jeden Schlüssel so zu verstärken, dass wir ein glücklicheres und erfüllteres Leben führen können.

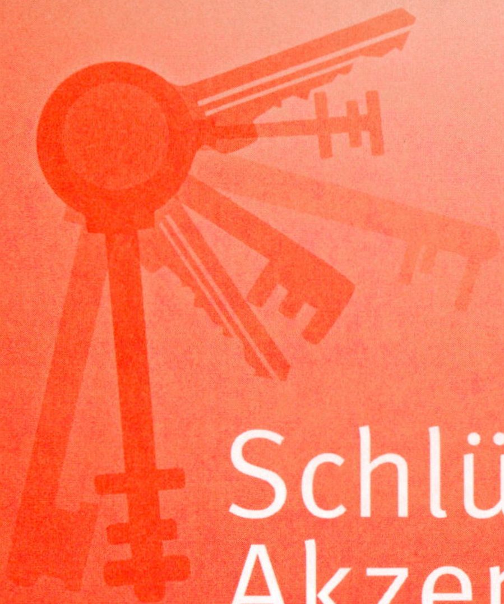

Schlüssel 1: Akzeptanz

Wenn Sie sich wehren – gegen bereits gemachte Erfahrungen, gegen Veränderungen und Krisen, aus denen Sie lernen könnten – treten Sie auf der Stelle. Im Folgenden erfahren Sie, wie Sie das, was vorbei ist, und das, was Sie jetzt gerade erleben, besser akzeptieren und somit Raum für Neues schaffen können.

Es ist, wie es ist

»Rien ne va plus« heißt es am Roulettetisch, wenn die Kugel rollt. Das, was gesetzt wurde, ist nicht mehr veränderbar. Ähnlich ist es im Leben: Das, was in der Vergangenheit war, können wir nicht mehr ändern. Wir haben zahlreiche Erfahrungen gesammelt, Wichtiges gelernt, viel Kraft und Energie in Projekte unterschiedlichster Art gesteckt. Manche Entscheidungen haben Positives bewirkt, andere waren vielleicht nicht so glücklich. Jedoch hat alles, was wir in der Vergangenheit getan oder unterlassen haben, uns zu der Person werden lassen, die wir heute sind.

Genau damit hadern jedoch viele Menschen. Ein typischer Satz ist: »Hätte ich das doch nur anders gemacht!« Wenn wir unsere früheren Handlungen gerade nicht selbst infrage stellen, findet sich garantiert jemand anderes, der das für uns tut: Eltern, schlaue Bekannte,»gute« Freunde …:

- »Wärst du doch damals zur Bank gegangen ...«
- »Hättest du nur diesen Mann/diese Frau nicht geheiratet ...«
- »Wenn du ordentlich gelernt hättest, dann …«

All diese Sätze suggerieren uns, dass wir uns falsch entschieden haben, und zeigen, dass wir überhaupt nicht damit zufrieden sind, wie sich unser Lebensweg entwickelt hat. Nur: Vergangenes lässt sich nicht rückgängig machen. Es ist, wie es ist. Vom Kopf her wissen wir das natürlich alle, aber auch der Bauch und das Herz müssen anfangen, dies zu begreifen.

Energie, die in die Vergangenheit gerichtet ist, nützt uns wenig. Sinnvoller ist es, mehr in die Zukunft zu schauen und uns Gedanken zu machen, was ab jetzt besser werden soll und wie wir das konkret umsetzen können. Dafür sollten Sie zunächst das Alte akzeptieren, dann den Übergang ins Auge fassen und sich schließlich bewusst auf das Neue ausrichten.

Veränderungen und Krisen als Chance wahrnehmen

Es heißt so schön, der Mensch ist ein Gewohnheitstier. Die vertraute Umgebung, die vertrauten Menschen, die vertraute Arbeit – all das gibt Sicherheit. Beim Autofahren ist es beispielsweise gut, dass

Sie nicht nachdenken müssen, wie Sie schalten und ob sich der Blinkerhebel rechts oder links befindet. Doch zu viel Sicherheit macht unflexibel. Gewohntes auf eine neue Art zu tun, hält uns geistig beweglich. Sie könnten zum Beispiel beim Zähneputzen mal auf der anderen Seite anfangen. Sie könnten auf einem anderen Weg zur Arbeit fahren oder einfach ein neues Restaurant in einem anderen Viertel ausprobieren. Wer flexibel ist, wird sich mit Veränderungen leichter tun. Möglicherweise sagen Sie nun: »Immer was Neues auszuprobieren, das ist nicht meine Art.« Doch denken Sie mal an früher zurück – da hatten Sie das durchaus drauf.

Sich frühere Stärken bewusst machen

Die wichtigste Veränderung in den frühen Jahren war, weg vom Krabbeln hin zum Laufen zu kommen. Und sicherlich sind Sie beim Laufenlernen, genau wie alle Kinder, immer wieder hingefallen. Sie haben dennoch nicht aufgegeben, Sie haben weitergemacht. Auch in der Schule und im Beruf gehörten Veränderungen ganz selbstverständlich dazu. Der erste Job, der erste Freund/die erste Freundin – das waren spannende, prickelnde Erfahrungen oder zumindest ein erstes Ausprobieren und Austesten. Es ging bei diesen vielen kleinen Veränderungsschritten, bei Versuch und Irrtum, vor allem darum, den eigenen Platz im Leben zu finden. Insbesondere im ersten Lebensdrittel geht es vor allem um die Fragen:

- Wer bin ich?
- Wo gehöre ich hin?
- Mit wem möchte ich zusammenleben?

Veränderungen gehören in dieser Phase des Suchens und Ausprobierens ganz normal dazu. Doch je älter wir werden, umso mehr nehmen wir Veränderung als lästig oder belastend wahr. Unsere Prioritäten und Werte verändern sich. Wir wollen keine Unsicherheiten mehr, die zur Veränderung nun mal dazugehören, und auch kein emotionales Hin- und Herschwanken zwischen positiv und negativ, alt und neu, Freude und Befürchtungen.

Kraft durch Krise

Doch auch wenn uns Veränderungen mit zunehmendem Alter schwerer fallen, sind sie nötig, damit wir uns weiterentwickeln. Spätestens, wenn wir uns in einer Krise befinden, wird uns das auch wieder bewusst. Ab wann würden Sie von Krise sprechen? Eine Krise wird allgemein als schwierige Lage definiert, als eine Situation, die meist den Höhe- und Wendepunkt einer gefährlichen Entwicklung darstellt. Wenn Sie also Ihre inneren Konflikte nicht mehr lösen können, gedanklich immer wieder um ein Thema kreisen, sich nicht entscheiden können und emotional immer mehr auf die Schattenseite rutschen, möglicherweise auch nicht mehr richtig schlafen können, dann sind das deutliche Anzeichen, dass Sie in einer Krise stecken.

Sich neu orientieren

Oft ist der Körper ein hervorragender Ratgeber, indem er uns durch Krankheit dazu zwingt, vorübergehend eine Pause zu machen. Spätestens dann, wenn solche vom Körper erzwungenen Auszeiten häufiger werden, sollten Sie anfangen, diese Situation als Chance zu sehen: als ideale Gelegenheit, nach vorn zu schauen und Ihre Veränderungsschritte zu planen.
Auch in den schwierigsten Situationen, bei einer schmerzlichen Trennung, bei Verlusten haben Sie die Wahl: Sie können im Schmerz, in der Verzweiflung verharren oder Sie können in ganz kleinen Schritten anfangen, sich neu zu fokussieren, die Situation anders wahrzunehmen, auch positive Gefühle zuzulassen. Jede

Medaille hat zwei Seiten. Sie können mit dem Blick zurück stehen bleiben und erstarren oder Sie können sich entscheiden, das Geschehene zu akzeptieren und nach vorn zu sehen.

Angst akzeptieren

In der Regel gehört zu einer Krise auch immer das Gefühl der Angst. Diese lässt sich nicht einfach unterdrücken. Das sollten Sie auch gar nicht tun, denn sie kann ein Signalgeber sein, um Ihre Sinne zu schärfen, um die Situation wach zu überblicken und zu entscheiden, was Ihnen vermutlich helfen wird (siehe auch Seite 49). Wichtig ist, dass Sie sich nicht gegen die Angst wehren oder sie durch Katastrophenfantasien steigern, denn dann wird sie so groß, dass Sie sich wie gelähmt fühlen. Wenn Sie dagegen akzeptieren, dass dieses Gefühl zu einer Krise dazugehört, und es annehmen, nach dem Motto »Hallo Angst, da bist du ja wieder«, dann kann es Sie nicht ungebeten überfallen und Sie verringern es auch schon ein wenig. Der Ungewissheit, wie etwas ausgehen wird, egal wie wir uns entscheiden, müssen wir uns im Leben immer stellen.

Vermeintliche Sackgassen nutzen

In einer Krise fühlen sich viele Menschen ohnmächtig. Sie fühlen sich überfordert, wissen nicht, wie es weitergehen soll. Sie haben dann keinen Zugang zu ihren inneren Ressourcen und Kompetenzen. Wenn Sie tatsächlich einmal den Ausgang aus einer solchen Sackgasse nicht finden, suchen Sie sich Hilfe. Das kann eine Freundin, ein Rechtsanwalt, Arzt oder Coach sein. Warten Sie nicht zu lange, manchmal reicht ein Gespräch, um wieder Zugang zu den eigenen Ressourcen zu finden. Sich zu trauen, um Unterstützung zu bitten, ist auch einer der sieben Schlüssel für mehr innere Stärke (siehe ab Seite 116). Aus jeder Krise, die Sie bewältigen – egal ob

groß oder klein –, werden Sie etwas lernen. Sie werden sich danach kräftiger fühlen, und im Rückblick zeigt sich, was Sie gewonnen haben. Vielleicht könnten Sie daher sogar zukünftig Veränderungen und Krisen freudig begrüßen?
Versuchen Sie sich einmal an das Ende Ihrer ersten Beziehung zu erinnern. Vermutlich haben Sie bei der Trennung von Ihrem ersten Partner sehr getrauert, vielleicht haben Sie sich auch auf irgendeine Weise betäubt, damit es nicht mehr so wehtat. Doch ganz ehrlich … ich zumindest bin froh, dass ich nicht bei meinem ersten Freund hängen geblieben bin!

Krisen genauer wahrnehmen

Oft schwelt etwas bereits über längere Zeit hinweg, empfinden wir schon längst unterschwellig Belastung, Stress und Ärger. Und stürzen, wenn der Bruch kommt, trotz der Vorahnungen mitten hinein in die große Krise. Wir müssen also lernen, im Vorfeld genauer hinzuschauen, frühzeitiger Warnsignale wahrzunehmen und unserem Bauchgefühl zu trauen. Dann trifft uns die Krise nicht völlig unvorbereitet, sondern hat etwas Bereinigendes und ermöglicht einen Neuanfang.
Nehmen Sie sich für den folgenden Selbst-Check etwa 20 Minuten Zeit, in der Sie sich möglichst nicht stören lassen. Überprüfen Sie, wie Sie im Rückblick Ihre bisherigen Veränderungen und Krisen im Lebensverlauf wahrnehmen. Denken Sie jedoch auch an zukünftige Ereignisse, die schon absehbar sind, die Sie wahrscheinlich negativ oder positiv beeinflussen werden. Sie benötigen dafür mehrere (Bunt-)Stifte sowie ein großes Blatt Papier, auf das Sie den Kreis auf der nächsten Seite übertragen, oder zeichnen Sie ihn in Ihr Resilienz-Notizbuch. Halten Sie nun Ihren persönlichen Lebensverlauf entlang des Kreises fest.

SELBST-CHECK: RÜCKBLICK UND AUSBLICK

- **Erinnern Sie sich an die wichtigsten Veränderungen und Krisen in Ihrem Leben. Markieren Sie diese im Kreis mit einem Wort, einem Symbol, einer Farbe.**
- **Markieren Sie zukünftige Veränderungen, die absehbar sind oder die Sie noch realisieren möchten. Notieren Sie außerdem, welche Personen für Sie wichtige Wegbegleiter im Leben waren und immer noch sind.**
- **Beantworten Sie anschließend folgende Fragen:**

1. Was war/ist bei der jeweiligen Veränderung für Sie bedeutsam?
2. Wie haben Sie jeweils den Übergang vom alten in den neuen Zustand erlebt? (Zum Beispiel erwartungsvoll, ängstlich ...)
3. Welche Gefühle haben Sie sehr stark in der Situation empfunden? (Zum Beispiel Vorfreude, Angst ...)
4. Welche Ihrer unterschiedlichen Stärken haben Sie für die einzelnen Veränderungen genutzt? (Zum Beispiel Flexibilität, Disziplin ...)

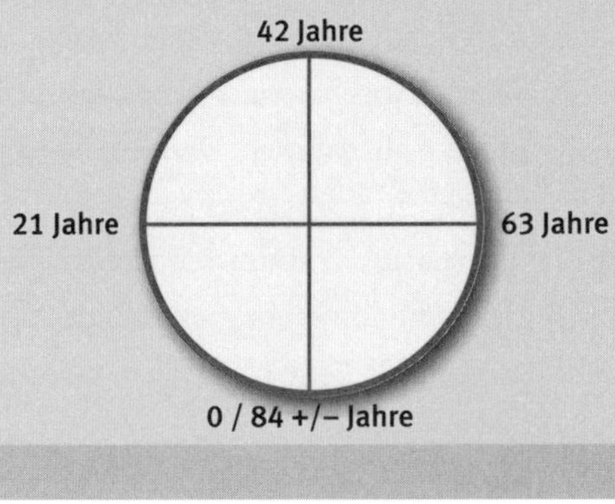

- **Bewerten Sie abschließend, was Sie für weitere Veränderungen aus Ihren Erfahrungen lernen können. Selbst eine kleine Erkenntnis wie »Irgendwie geht es immer weiter« kann eine wichtige Kraftquelle sein, wenn man mitten in einer Situation feststeckt. Stellen Sie sich darauf ein: Veränderungen und Krisen werden ganz sicher auch zukünftig zu Ihrem Leben gehören. Akzeptieren Sie dies einfach, sodass Sie Ihre Energie für deren Bewältigung nutzen können und sie nicht vergeuden, indem Sie sich dagegen wehren.**
- **Versuchen Sie, sich ganz auf die Übung einzulassen. Sie werden überrascht sein, wie viel Ihnen aus Ihrem bisherigen Leben wieder einfällt. Es gibt sicherlich auch einiges, bei dem Sie stolz darauf sein können, wie Sie die Situationen gemeistert haben.**

Phasen im Veränderungsprozess auskosten

Stellen Sie sich folgende Situation vor: Sie wollen eine Urlaubsreise machen. Dieses Mal soll es mit dem Flugzeug in den Süden gehen. Ein wenig haben Sie sich schon vorbereitet, indem Sie den Reiseführer einmal quergelesen haben. So wissen Sie schon ungefähr, was Sie besichtigen möchten, an welchen Strand Sie unbedingt wollen und wo es empfehlenswert wäre, zu übernachten. Über Details, so haben Sie entschieden, können Sie sich ja immer noch während des Fluges informieren.
Am Tag vor der Abreise packen Sie Ihren Koffer. Wie immer haben Sie die Qual der Wahl: Was soll mit, was muss zu Hause bleiben? Welcher Pullover – der gelbe oder der blaue – ist unerlässlich? Von einigen Freunden und Familienmitgliedern haben Sie sich ver-

INFO
AUSNAHMEN BESTÄTIGEN DIE REGEL

Natürlich gibt es Menschen, die sich vor einer Reise keine großen Gedanken machen, die mit geringstem Gepäck reisen oder auch nur mit ihrer Kreditkarte, da sie davon ausgehen, dass alles Lebensnotwendige auch vor Ort organisiert werden kann. Solche Menschen werden sich auch generell bei Veränderungen nicht schwertun und die ab Seite 27 beschriebenen drei Phasen nur ansatzweise durchmachen, da sie vieles spontan entscheiden. Doch stellen sie eher die Ausnahme dar.

abschiedet und sie informiert, dass Sie in den nächsten 14 Tagen nicht erreichbar sein werden. Den einen oder anderen werden Sie eventuell in dieser Zeit auch vermissen. Am Tag der Abreise machen Sie in Gedanken noch einen letzten Check: Ist alles Wichtige eingepackt? Sind die Blumen versorgt? Ist die Nachbarin wegen der Post informiert? Wie wird es dort im Urlaub sein? Ist doch noch irgendeine Besorgung notwendig? In dieser Phase, kurz bevor es losgeht, ist es typisch, gedanklich zwischen dem Hier und dem Dort zu switchen, um ganz sicher zu gehen, dass alles bestens vorbereitet und so gut wie möglich organisiert ist.

So allmählich beginnen Sie dann eine positive Unruhe zu verspüren, da der Abflug näher rückt. Vielleicht kommen nun aber auch kurz Zweifel auf und stellt sich der Gedanke ein, dass Sie jetzt von der Reise noch zurücktreten könnten, schließlich könnte ja kein Mensch Sie zwingen ins Flugzeug zu steigen …

Wenn Sie dann am Flughafen sind, eingecheckt und auch die Sicherheitskontrolle passiert haben, gibt es eigentlich kein Zurück mehr. Dann sollten Sie sich auf Ihren Urlaub und die neuen Eindrücke, die Sie erwarten, freuen und bis dahin Ihre Zeit genießen. Die psychologischen Phasen einer Veränderung sind dem gedanklichen und emotionalen Prozess bei der Vorbereitung einer Urlaubsreise sehr ähnlich. Jede für sich ist wichtig und wir sollten sie ganz bewusst erleben. So fällt es uns wesentlich leichter, mit der Veränderung zurechtzukommen.

Die Vorbereitungsphase

In dieser Phase haben Sie bereits eine Ahnung davon, was anders werden soll, was Sie anders machen wollen. Sie fangen an zu bewerten und auszuwählen. Sie entscheiden, was Sie zurücklassen und was Sie mitnehmen wollen. Irgendetwas Typisches für diese Zeit, das positive Gefühle in Ihnen auslöst, sollten Sie sich auf jeden Fall bewahren. Da Sie sich aus dem alten, vertrauten Kontext, von alten Verhaltensmustern, Wegbegleitern … verabschieden, ist es wichtig, in diesem Prozess bewusst das Alte zu würdigen. Es gehörte zu Ihnen. Es hat Sie möglicherweise geprägt. Es war Ihnen vermutlich auch lange Zeit nützlich. Dafür können Sie dankbar sein. Vielleicht können Sie dieses Gefühl nicht sofort zulassen, überwiegen Ärger und Wut und Sie sind froh, das Alte hinter sich zu lassen. Dennoch, etwas, das zu Ihnen gehörte, wird abgetrennt. Das ist ein Abschied, und der bedeutet meist auch Trauer und Schmerz. Je mehr Sie sich aktiv auf Würdigung und Verabschiedung des Alten einlassen, desto leichter fällt Ihnen ein Neuanfang. Überlegen Sie: Wie können Sie mit einem Ritual einen Schlusspunkt setzen? Aus unterschiedlichen Kulturen gibt es dafür viele Beispiele: etwas aufschreiben und dann verbrennen oder auf einem Fluss davonschwimmen lassen, Kerzen anzünden, Hausputz machen, die Wohnung ausräuchern … (siehe auch Seite 110).

Die Übergangsphase

In dieser Phase erleben wir oft einen Rückschritt. Gerade war noch alles relativ klar, wir wussten zumindest schon, was wir nicht mehr wollen, nun sind wir auf einmal wieder unschlüssig: »Soll nicht doch besser alles so bleiben wie bisher? So schlimm ist es ja eigentlich gar nicht. Bis jetzt hat es doch auch einigermaßen funktioniert ...« Fragen und Unsicherheiten tauchen auf: »Wie wird das Neue werden? Welche Risiken erwarten mich? Was wird mein Partner/mein bester Freund/meine Familie dazu sagen?« In dieser Phase prüfen Sie bewusst und unbewusst, was Sie durch die Veränderung gewinnen und wie hoch der Preis dafür ist. Dies ist ein schwieriges Stadium, da Sie sich die Zukunft nur ausmalen können. Sie bekommen keine Garantie, wie es werden wird. Diese Ungewissheit verursacht meist die emotionale Verwirrung. Selten ist eine Situation so klar, dass Sie sagen können: »Egal was kommt, es kann nur besser werden.«

Irgendwann müssen Sie sich jedoch entscheiden, den nächsten Schritt zu tun. Das ist dann wie an einer Weggabelung: rechts oder links? Egal welchen Weg Sie einschlagen, Sie werden nie erfahren, wie der andere Weg verlaufen wäre. Beide Wege gleichzeitig zu wählen, würde einen zu großen Spagat erfordern und vermutlich nicht lange funktionieren.

Lassen Sie sich genügend Zeit für diese Phase des Übergangs. Vielleicht hilft Ihnen die Strategie des Hummers: Er muss sich, um zu wachsen, seines alten Panzers entledigen. Dafür sucht er sich eine schützende Höhle und wartet ein paar Tage ab, bis der nachgewachsene Chitinpanzer ausgehärtet ist. Achten Sie auf Ihre inneren Zweifel und Einwände, werfen Sie nicht alles über Bord. Manches muss vielleicht erst reifen. Je klarer Sie sich dann entscheiden, desto mehr Energie werden Sie für das Neue haben.

Die Phase des Neuanfangs

In dieser Phase können Sie sich unsicher fühlen oder sie als spannend und prickelnd empfinden. Sie brauchen Neugier und Optimismus, Konzentration und Durchhaltevermögen, um nun im Neuland Fuß zu fassen, sich wirklich einzulassen. Wenn Sie sich tatsächlich vom alten Zustand verabschiedet und sich klar für das Neue entschieden haben, werden Sie den neuen Weg erfolgreich gehen. Wenn Sie dann hin und wieder beim Zurückdenken die Wehmut packt, dürfen Sie ruhig auch sentimental sein. Wenn das Alte jedoch immer wieder auf sich aufmerksam macht wie eine aufplatzende Wunde, sollten Sie noch mal genau hinschauen, woran das liegt. Dann gilt es die Themen und Emotionen zu bearbeiten, damit die Wunden heilen können (siehe ab Seite 107).

Angenommen, Sie haben sich von Ihrem langjährigen Partner getrennt. In der Aufbruchphase hatten Sie gespürt, dass es so nicht weitergeht, und in einem Ritual bereits Abschied genommen, um Ihr Vorhaben zu untermauern. Dann hatten Sie in der Übergangsphase noch mal kurz geschwankt und sich gefragt, ob Sie nicht doch noch mal eine Paarberatung initiieren oder einfach alles so lassen sollten, wie es war. Aber Sie haben es geschafft, den nächsten Schritt zu wagen, und die Trennung vollzogen. Nun gehen Sie aus, haben schon ein paar Verabredungen getroffen, merken aber, dass Sie sich nicht auf einen neuen Partner einlassen können, weil der Sie ohnehin wieder enttäuschen, verletzen, betrügen … wird. In diesem Fall wirken noch alte Verletzungen und Glaubenssätze nach. Schauen Sie sich diese genauer an, um wirklich loslassen und Neues beginnen zu können. Setzen Sie Ihre Energie im Jetzt ein.

Für den Selbst-Check auf der folgenden Seite nehmen Sie wieder Ihr Notizbuch zur Hand und bewerten kritisch Ihre Gefühle bei wichtigen Lebensveränderungen.

SELBST-CHECK: MEINE LEBENSVERÄNDERUNGEN

- Knüpfen Sie hier noch einmal an die Analyse Ihres Lebensverlaufs von Seite 24/25 an. Nutzen Sie für Ihre kritische Bewertung folgende Fragen:

1. Was war gut zu beenden oder zu »entsorgen«?
2. Welche Emotionen spüren Sie beim Erinnern? Sind noch Wut, Ärger, Angst oder Hilflosigkeit dabei?
3. Nehmen Sie beim Erinnern körperliche Reaktionen wahr wie Anspannung, Druck, Herzklopfen, Kurzatmigkeit, hochgezogene Schultern?

Wenn Sie noch negative Emotionen und körperliche Reaktionen beim Erinnern verspüren, dann haben Sie Ihre Erfahrungen noch nicht vollständig integriert und akzeptiert.

- Legen Sie eine Tabelle an und unterteilen Sie diese in »Meine Veränderungen«, »Bewertung« und »Meine Kommentare«. Tragen Sie Ihre wichtigsten Lebensveränderungen in die erste Spalte ein. In der zweiten bewerten Sie jede einzelne auf einer Skala von 1 bis 10 (1 = ich empfinde keine Belastung: 10 = ich empfinde sehr große Belastung). Wenn Sie mehr als 5 Punkte bei einem Thema vergeben, lesen Sie die folgenden Anregungen und tragen Sie Ihre Gedanken dazu in die Spalte »Meine Kommentare« ein.
- Machen Sie sich für jedes belastende Thema die andere Seite der Medaille bewusst: Suchen Sie nach dem Guten im Schlechten.

- **Überlegen Sie, wann oder in welcher Situation Sie in Bezug auf das Thema Ihre eigentlichen Bedürfnisse unterdrückt haben. Was hätten Sie stattdessen tun können? (Zum Beispiel einfach Nein sagen, eine Antwort von Ihrem Gegenüber einfordern, jemanden vor die Tür setzen ...). Genießen Sie diese vielleicht befreienden Vorstellungen und Gedanken.**
- **Machen Sie sich bewusst, was Sie aus der Erfahrung gelernt haben.**
- **Suchen Sie sich dann ein passendes Abschiedsritual aus, sodass Sie anschließend freier nach vorn schauen können. Akzeptieren Sie das, was war, Schritt für Schritt. Es ist nicht mehr umkehrbar oder rückgängig zu machen, also nützt es auch nichts, sich deshalb noch zu grämen. Setzen Sie Ihre Energie im Hier und Jetzt ein.**

Übung zur Stärkung: Das State-Management

Landläufig sagt man zu Menschen, denen es nicht so gut geht: »Kopf hoch!« Wer sich nicht wohlfühlt, hält oft den Kopf gesenkt, hat hängende Schultern oder ist komplett in sich zusammengesunken. Ein Sieger auf dem Podest würde sicher nicht so dastehen, sondern mit hoch erhobenem Haupt, aufrecht, möglicherweise mit hochgerissenen Armen und strahlendem Blick.

Interessanterweise gibt es einen Zusammenhang zwischen innerem Gefühl und äußerem Erscheinungsbild. Wenn Sie der Aufforderung »Kopf hoch!« folgen, so wird sich Ihr inneres negatives Gefühl abschwächen oder sogar auflösen. Sie können auch mal versuchen – am besten sofort – mindestens eine Minute lang ein breites Grinsen im Gesicht zu behalten und zur gleichen Zeit an Ihr größtes Problem zu denken … Beides gleichzeitig geht nicht wirklich, stimmt's? Entweder Sie bleiben beim Grinsen, was durchaus anstrengend ist, oder Sie geben dem Problem, verbunden mit dem negativen Gefühl, mehr Raum. Grundsätzlich werden im NLP drei »States« oder Zustände unterschieden:

1. Stuck-State oder Problemzustand
2. Separator-State oder Zustand zur Musterunterbrechung
3. Ressource-State oder Zustand voller Energie

Schritt für Schritt den inneren Zustand verändern

Auch wenn es vielleicht im ersten Moment für Sie merkwürdig klingt: Ich gehe davon aus, dass Sie Ihren inneren Zustand, Ihre Gefühle selbst wählen können. Was dabei hilft, ist die Als-ob-Technik. Diese haben wir alle intensiv in unserer Kindheit beim Spielen genutzt. Wir haben so getan, als ob wir Cowboys, Räuber oder Prinzessin seien. Ein kleines Utensil wie ein Hut, eine Pistole oder ein Krönchen genügte, und schon gingen wir ganz in unserer Rolle auf. Die äußere Form beeinflusst unsere innere Form: Wir wissen zum Beispiel ganz genau, wie man als Cowboy geht, welche coolen Sprüche für diese Rolle gut sind, und fühlen uns mit dem richtigen Benehmen schnell wie der größte Westernheld. Dasselbe geschieht auch, wenn wir zum Beispiel mit gezierter Sprechweise und »huldvollem« Lächeln zur Prinzessin werden. Als Erwachsene brauchen viele Menschen dafür allerdings einen Rahmen, zum Beispiel den Karneval, oder sie werden Mitglied in speziellen Vereinen.

Der Stuck-State

Bestimmt haben Sie bereits eine Idee, wie es im Stuck-State ist: festgefahren, starr, ohne Handlungsmöglichkeit. Der Stuck-State wird deshalb auch als Problemzustand bezeichnet. Stellen Sie sich vor, Sie sitzen am Schreibtisch und wollen irgendeinen lästigen Brief schreiben. Je mehr Sie grübeln, je mehr Sie sich in das Thema vertiefen, umso mehr verlieren Sie den Überblick – Sie stecken im Problem fest. Das wirkt sich auch körperlich aus, indem Sie sich starr, verspannt und wie blockiert fühlen.

Der Separator-State

Dieser Zustand sorgt für die Umfokussierung der Aufmerksamkeit. Er verhilft zu einer Unterbrechung, einer Ablenkung, einer Gedankenpause, zum Beispiel indem Sie sich jetzt fragen: »Wie spät ist es?« »Was habe ich gestern Abend gegessen?« »Wann war ich das letzte Mal im Kino?« Es geht also darum, einen Themenwechsel zu bewirken. Doch an etwas anderes zu denken, reicht oft nicht aus, um wieder positive Gefühle zu bekommen.

Gerade Stress kann unser Körper bestens durch Bewegung abbauen. Manchmal hilft es schon, kurz durchzuschnaufen oder vom Stuhl aufzustehen, um wieder in Fluss zu kommen. Bei Ärger ist es durchaus ein gutes Ventil, wenn Sie eine Tür zuschlagen.

Probieren Sie mal Folgendes: Springen und hüpfen Sie auf der Stelle. Schütteln Sie sich so richtig durch. Schütteln Sie mit Ihren Beinen und Ihren Armen ab, was Sie ärgert, stört, belastet. Sie können auch den »Hampelmann« machen: in die Grätsche springen, dabei Arme seitlich öffnen, Beine wieder zusammen, dabei Hände über dem Kopf zusammenschlagen. Sie bekommen ganz bestimmt bessere oder gar gute Laune. Und über sich selbst zu lachen, stärkt Sie innerlich garantiert.

Wann immer Sie feststecken: Gehen Sie zum Joggen oder Walken. Laufen Sie mit erhobenem Kopf, nehmen Sie bewusst wahr, was Sie sehen, und kommentieren Sie innerlich so genau wie möglich Ihre Wahrnehmung: »Ich sehe den großen, schön gewachsenen

Baum und die bunte Blumenwiese. Ich höre das fröhliche Vogelgezwitscher. Ich spüre den leichten Wind und die warme Sonne auf meiner Haut.« Sie werden feststellen, dass Sie an Ihren Problemen nicht mehr so festhalten können und dass es Ihnen zunehmend besser geht. Probieren Sie es aus!

Der Ressource-State

Dieser Zustand verhilft Ihnen zu Kraft und Energie. Sicherlich haben Sie Momente in Ihrem Leben erlebt, in denen alles passte, Sie super drauf waren. Wenn Sie sich an die eine oder andere Situation erinnern, werden Sie vielleicht anfangen zu schmunzeln. Vielleicht spüren Sie dann fast die Sonne auf der Haut, hören innerlich die Musik, die Ihnen damals so gut gefallen hat, zu der Sie getanzt haben, und Sie fangen vielleicht sogar an, diese Melodie leise vor sich hin zu summen ... Solche Erinnerungen können Sie mit allen Sinneseindrücken ganz bewusst wieder wach werden lassen, selbst an einem tristen, dunklen Wintertag. Sie können sich von außen unterstützen, indem Sie eine Kerze oder Duftlampe anzünden, Musik auflegen, die Ihnen Kraft gibt, sich selbst mit Blumen beschenken, etwas Hübsches anziehen ... Auch solche äußeren Veränderungen wirken auf Ihr Inneres, sodass Sie Ihren Zustand leichter ins Positive verändern können.

Grundsätzlich ist es hilfreich zu wissen, dass Sie aus jedem festgefahrenen Problemzustand über den Separator-State in den Ressource-State gelangen können. Welchen Zustand Sie haben wollen, das können Sie entscheiden. Mit der NLP-Technik des Ankerns und einem »Moment of Excellence« können Sie gezielt einen Kontrapunkt setzen, wenn die Herausforderungen in Ihrem Leben anfangen, Sie nach unten zu ziehen. Genießen Sie diese emotionalen Auszeiten wie einen »Kurzurlaub« zum Auftanken.

ÜBUNG: MOMENT OF EXCELLENCE

Mit dieser Übung bringen Sie sich ganz gezielt in ein Gefühl des absoluten Wohlbefindens. Dann verankern Sie dieses Gefühl an einer Stelle Ihres Körpers, sodass Sie es dort später wieder aktivieren können, wenn Sie es brauchen. Legen Sie Ihr Notizbuch oder ein Blatt Papier bereit und nehmen Sie sich etwa 30 Minuten Zeit. Beim Erinnern hilft es, kurz die Augen zu schließen, sodass Sie sich ganz auf Ihre innere Wahrnehmung konzentrieren können.

1. Wählen Sie eine Situation, an die Sie sich gern erinnern, weil Sie sich so richtig gut gefühlt haben und Sie in einer exzellenten Verfassung waren.
2. Gehen Sie jetzt gedanklich mit allen Ihren Sinnen in die damalige Situation hinein, so als ob Sie diese jetzt erleben würden. Machen Sie die Übung zunächst nur in Gedanken und notieren Sie sich anschließend dazu ein paar Stichpunkte.
   - Was genau sehen Sie? Nehmen Sie alle Bilder und Farben wahr, die es in der Situation zu sehen gibt.
   - Was genau hören Sie? Nehmen Sie alle Geräusche wahr, die es in der Situation zu hören gibt.
   - Was genau spüren Sie? Nehmen Sie alle Gefühle und die dazu gehörenden körperlichen Reaktionen wahr, die es in der Situation zu spüren gibt.
   - Was riechen und schmecken Sie? Nehmen Sie alles wahr, was es in der Situation zu riechen und schmecken gibt.
3. Erleben Sie den schönsten Moment in dieser Situation. Genießen Sie das Gefühl ... und versuchen Sie es noch stärker zu empfinden.

4. Ankern Sie nun dieses intensive Gefühl, indem Sie Ihre Hand an die Stelle Ihres Körpers legen, an der Sie das Gefühl am stärksten spüren. Wählen Sie ein Wort, quasi wie eine Überschrift, für die Situation. Vielleicht möchten Sie auch lieber eine bestimmte Farbe oder ein Symbol wählen, die Sie an die Situation erinnern werden. Am besten nehmen Sie nur ein bis zwei Elemente (Körperstelle und Wort, Farbe oder Symbol), sodass Sie sich leichter erinnern können.

5. Machen Sie nun den Test, ob die Verankerung geglückt ist:

- Nutzen Sie zuerst einen Seperator, zum Beispiel indem Sie aufstehen, um Ihre Schultern auszuschütteln, oder fragen Sie sich, wie viel Uhr jetzt ist oder was in der kommenden Woche ansteht. Vielleicht gibt es aktuell auch irgendein Thema in Ihrem Leben, bei dem Ihnen dieser positive innere Zustand eine Hilfe wäre.
- Nun aktivieren Sie Ihren Anker: Berühren Sie die Körperstelle, an der Sie das positive Gefühl am stärksten wahrgenommen haben. Sagen Sie sich innerlich das Wort oder stellen Sie sich die Farbe oder das Symbol vor. Denken Sie an Ihr spezielles Thema. Fokussieren Sie sich dabei immer wieder auf Ihren »Moment of Excellence« und Ihr stärkendes Gefühl.

Das muss nicht immer sofort klappen. Achten Sie auf die kleinen qualitativen Unterschiede. Fragen Sie sich: »Was ist jetzt anders?« Ihr Problem darf durchaus noch bestehen bleiben. Sie sollten jedoch durch Ihren Moment of Excellence besser damit umgehen können, also handlungsfähiger sein.

Mit Akzeptanz Raum für Neues schaffen

Viele Menschen sind ihr eigener größter Kritiker. Sind Ihnen solche inneren Kommentare vertraut, mit denen wir uns bewerten, die meist ein »zu viel« oder »zu wenig« oder »ich sollte« oder »hätte ich doch« beinhalten? Damit haben wir eine hervorragende Strategie entwickelt, um unzufrieden zu werden.

Aufhören, gegen sich und andere anzukämpfen

Sie dürfen unperfekt sein. Sie dürfen sich selbst annehmen und akzeptieren mit den eigenen Schwächen und Stärken. Es muss nicht immer ein Mehr, Besser oder Anders geben. Auch wenn Sie traurig sind und sich schlecht fühlen, sind Sie okay. Sich selbst anzunehmen und zu akzeptieren bedeutet, zu sich selbst so zu sein wie zu Ihrem besten Freund/Ihrer besten Freundin: verständnisvoll, wohlwollend, rücksichtsvoll, verzeihend, tröstend, unterstützend. Entscheiden Sie, ob Sie sich eher schwächen oder stärken wollen! Beides erfordert gleich viel Energie.

Arbeitskollegen, Chefs, Nachbarn, Lehrer, Kunden … können wir uns nur bedingt aussuchen, spätestens bei der Verwandtschaft geht das gar nicht. Manchen Menschen können wir vielleicht aus dem Weg gehen. Ändern werden wir sie aber vermutlich kaum. Statt unsere Energie damit zu verschwenden, uns aufzuregen und zu ärgern, ist die intelligentere Strategie, andere in ihren Eigenarten und Verhaltensweisen zu akzeptieren.

Auflehnung oder Akzeptanz?

Natürlich gibt es für die Akzeptanz anderer eindeutig Grenzen, und zwar wenn Sie durch deren Verhalten behindert, eingeschränkt oder psychisch verletzt werden. Dann sollten Sie sich schützen, verteidigen und durchsetzen. Im Leben werden Ihnen immer wieder Situationen begegnen, die Sie als ungerecht empfinden:

- eine Telefonrechnung mit Abrechnungspositionen, die Sie nicht nachvollziehen können,
- eine Prüfungsnote, die Ihnen nicht plausibel erscheint,
- ein Knöllchen fürs Falschparken …

In diesen Situationen können Sie sich bei der Telefongesellschaft beschweren, Sie können bei der Prüfungskommission Einspruch erheben, Sie können mithilfe eines Juristen möglicherweise das Strafmandat aufheben. All das kostet Zeit, Energie und Nerven und vermutlich auch noch Geld. Lohnt es sich immer, Recht zu bekommen? Wägen Sie ab, ob es vielleicht doch besser wäre, die Angelegenheit einfach abzuhaken. Die Übung auf der folgenden Seite kann Ihnen vermitteln, wie angenehm das wäre.

Bewertungen und ihre Auswirkungen

Jeder Mensch entwickelt im Laufe seines Lebens aufgrund seiner individuellen Lebenserfahrungen ganz individuelle Bewertungsmuster. Je nachdem, wie Sie sich selbst, Ihre Mitmenschen und Ihre Umwelt wahrnehmen, wie Sie darüber denken und all das bewerten, kann ein und dieselbe Situation als angenehm oder aber als belastend erlebt werden. Da wir uns primär über unsere fünf Sinne organisieren, speichern wir auch unsere Lebenserfahrungen über unsere Sinneseindrücke ab. Sicherlich waren Sie schon mal am Meer und haben dort die Wellen wahrgenommen. Wenn Sie jetzt an diese Wellen denken: Hören Sie sofort das Meeresrauschen oder sehen Sie das Auf und Ab der Wogen vor sich? Oder spüren Sie sogar die Bewegung der Wellen? Je nachdem sind Sie eher visuell, auditiv oder kinästhetisch veranlagt (siehe Seite 42).

ÜBUNG: AKZEPTANZ AUFBAUEN

1. Was möchten Sie in Ihrem Leben anfangen zu akzeptieren, weil es aktuell unvermeidbar ist? Denken Sie dabei an Themen/Aspekte in Bezug auf Ihre eigene Person, auf andere Personen und Situationen (zum Beispiel, dass Sie älter werden, dass die Nachbarn über Ihnen Trampeltiere sind, dass Sie eine berufliche Aufgabe bekommen haben, die Sie nicht gerne tun ...).
2. Schreiben Sie alles auf, was Ihnen einfällt.
3. Stellen Sie sich vor, welchen Nutzen Sie aus dem Akzeptieren ziehen werden (zum Beispiel Gelassenheit, Leichtigkeit empfinden).

Allein durch das Bewusstmachen solcher Themen fangen Sie an, diese zu relativieren. Die größeren, belastenden Themen können Sie später mit der Submodalitäten-Übung bearbeiten (siehe Seite 41).

Bewertungen kritisch hinterfragen

Die Dinge um uns herum wahrzunehmen ist der erste Schritt, danach erfolgt sofort eine Verknüpfung mit unseren bisher gemachten Erfahrungen. Menschen, die 2004 den Tsunami in Thailand und Indonesien in irgendeiner Form miterlebt haben, werden Meereswellen als bedrohlich bewerten. Ein routinierter Surfer hingegen wird begeistert sein, wenn er von Riesenwellen hört. Aufgrund unserer Erfahrungen haben wir in jeder neuen Situation ganz schnell eine Bewertung parat, sodass wir ohne lang zu überlegen reagieren können. Fraglich ist jedoch, ob diese Bewertung und die darauf folgende Reaktion für die neue Situation auch angemessen sind. Angenommen, Sie haben in Ihrer Kindheit gelernt, dass

Sie mit Hilflosigkeit oder Zorn viel Aufmerksamkeit und Zuwendung erhalten. Wenn wir uns als erwachsener Mensch aber immer wieder hilflos stellen oder mit Zorn andere Mitmenschen traktieren, dann wird das auf Dauer bestimmt nicht zu einer gesunden Bedürfnisbefriedigung führen. Solche innerlich abgespeicherten Muster, die Sie wie fremdgesteuert reagieren lassen, können Sie mithilfe der folgenden Übung anfangen zu verändern.

Übung zur Stärkung: Submodalitäten-Arbeit

Sehen, Hören, Fühlen sind für die Veränderungsarbeit die wichtigsten Wahrnehmungskanäle. Wenn Sie an eine bestimmte Situation denken, können Sie jeden der drei Wahrnehmungskanäle aufrufen und ihn weiter differenzieren: Sie können etwas scharf oder verschwommen, in bunten Farben oder schwarz-weiß sehen. Sie können wahrnehmen, ob Stimmen und Geräusche harmonisch oder eher schrill, ob sie laut oder leise sind. Beim Fühlen konzentrieren Sie sich ausschließlich auf Körpergefühle und nehmen wahr, ob etwas beispielsweise glatt oder rau, warm oder kalt, ruhig oder in Bewegung ist. Ihre Emotionen zeigen Ihnen bei dieser Veränderungsarbeit an, welche Submodalitäten, also welche unterschiedlichen Arten, etwas zu sehen, zu hören und zu fühlen, hilfreich für Sie sind, um aus einer negativen Gefühlslage in eine positive zu gelangen. Angenommen, Sie haben ein Problem mit Ihrem Nachbarn und sind völlig genervt. Wenn Sie sich diese Person jetzt vorstellen, als wenn Sie durch eine Kamera auf sie schauten, steht sie wahrscheinlich recht groß vor Ihnen – wie herangezoomt. Sie schaut Sie direkt an und spricht sehr laut. Sie könnten die nervige Person aber auch bewusst innerlich wegzoomen, sodass sie ganz klein wird und Ihre Gereiztheit gleich mitschrumpft. Diese Veränderungen der inneren Vorstellung nutzen Sie in der folgenden Übung.

ÜBUNG:
SCHREIBEN SIE IHR INNERES DREHBUCH UM

Teil 1: Ist-Analyse Ihrer Wahrnehmung

1. Denken Sie an eine angenehme Situation und analysieren Sie Ihre Submodalitäten mithilfe der Checkliste auf der übernächsten Seite.
2. Wählen Sie dann eine unangenehme Situation und analysieren Sie Ihre Submodalitäten auf dieselbe Weise.
3. Vergleichen Sie Ihre Ergebnisse für die negative und die positive Situation. Welche ersten Ideen haben Sie, wie Sie Ihre innere Wahrnehmung verändern können, damit aus Ihren negativen Emotionen mehr neutrale oder positive Emotionen werden?

Teil 2: Experimentieren Sie als Regisseur oder Regisseurin

1. Prüfen Sie zuerst bei Ihrer angenehmen Situation, wie Sie Ihr positives Gefühl noch verstärken können. Testen Sie dafür die Submodalitäten, nutzen Sie einen gedanklichen Dimmer (»mehr oder weniger«) oder Kippschalter (»entweder oder«) zur Veränderung Ihrer Wahrnehmung. Wie verändert sich Ihr Gefühl – wird es besser, intensiver, neutral oder gar schlechter? Finden Sie Ihre 1-A-Submodalitäten und markieren Sie diese. (Versuchen Sie beim Testen Ihren »Dimmer und Kippschalter« immer wieder auf die Ausgangsposition zu stellen.)
2. Kreieren Sie Ihr neues Bild/Ihren neuen Film, indem Sie sich die Situation intensiv mit den 1-A-Submodalitäten bewusst machen. Nehmen Sie wahr, wie sich Ihr positives Gefühl ver-

stärkt. Durch die Fokussierung und Intensivierung Ihrer positiven Gefühle können Sie unter anderem Ihren inneren Kritiker und Ihre Unzufriedenheiten verringern.

3. Prüfen Sie nun bei Ihrer unangenehmen Situation, wie Sie Ihr negatives Gefühl abschwächen oder neutralisieren können. Gehen Sie vor wie oben unter 1. beschrieben.

4. Kreieren Sie Ihr neues Bild/Ihren neuen Film, indem Sie sich die Situation mit den veränderten Submodalitäten bewusst machen. Wie verändert sich hierdurch Ihre Erfahrung? Spüren Sie Erleichterung? Lesen Sie sich Ihre Notizen hin und wieder durch, damit Ihre neue innere Wahrnehmung in Ihr Unbewusstes integriert wird und Sie stärken kann.

Submodalitäten-Check:

	Positive Situation	Negative Situation
Sehen: Visuelle Submodalitäten		
Bild (Foto) oder Film		
Schwarz-weiß oder farbig		
Helle und dunkle Teile		
Scharf oder unscharf		
Assoziiert (in der Situation) oder dissoziiert (von außen betrachtet)		
Dreidimensional oder zweidimensional		

Entfernung des Bildes	
Bewegung (Art, Tempo) oder keine Bewegung	
Hören: Auditive Submodalitäten	
Lautstärke: laut oder leise	
Tonhöhe: hoch oder tief	
Tonalität: nasal, volltönend, klangvoll, dünn oder heiser	
Position: Woher kommen die Geräusche oder Stimmen?	
Geschwindigkeit	
Sprachrhythmus	
Harmonisch oder schrill	
Fühlen, Spüren, Berühren: Kinästhetische Submodalitäten	
Körperhaltung, Bewegung, Gestik	
Ruhig oder in Bewegung	
Entspannt oder angespannt	
Ort im Körper (eine Stelle oder überall)	
Temperatur: warm oder kalt	
Feucht oder trocken	
Weich oder hart	
Glatt oder rau	
Druck: innen oder außen, Kribbeln oder Ähnliches	
Intensität	

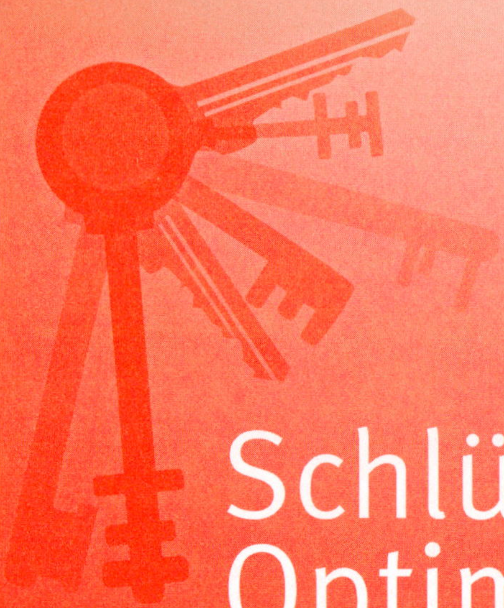

Schlüssel 2: Optimismus

Bei Schwierigkeiten können Sie grundsätzlich selbst entscheiden, ob Sie eher auf die positiven oder auf die negativen Aspekte schauen wollen. Wenn es Ihnen gelingt, selbst im allergrößten Schlamassel noch kleine Glücksmomente wahrzunehmen, werden Sie viel besser mit den Widrigkeiten des Lebens fertig.

Don't worry, be happy

Wie im letzten Kapitel deutlich wurde, nützt es nichts, wenn wir in der Vergangenheit herumstochern und uns von Dingen, die nicht mehr zu ändern sind, herunterziehen lassen. Genauso wenig bringt es, wenn wir uns gegen aktuelle Dinge wehren, gegen die wir nichts aktiv unternehmen können. Doch ein weiterer wichtiger Schlüssel für mehr Glück ist neben Akzeptanz eine positive Lebenseinstellung. Mit Miesmachen, Schwarzsehen oder Vogel-Strauß-Politik kommen wir im Leben nicht weiter. Unsere Energie und Freude gehen dann verloren. Ein typischer Pessimist sagt: »Das musste ja so kommen!« Ein Optimist wie Franz Beckenbauer sagt stattdessen: »Schau'n ma mal. A bissl was geht immer.«

Die richtige Haltung

Mit solch einer Haltung werden Sie zum Chancenfinder. Auch wenn es aktuell vielleicht ziemlich düster um Sie herum ausschaut, mit Optimismus vertrauen Sie darauf, dass es Licht am Ende des Tunnels gibt. Optimisten legen jedoch nicht die Hände in den Schoß und warten ab, bis es besser wird. Sie sind bereit, einfach loszulegen und dabei etwas auszuprobieren. Vergleichbar sind sie mit einem Kind, das laufen lernt. Auch wenn es hinfällt, rappelt es sich wieder auf und versucht die nächsten Schritte. Ein weiterer entscheidender Punkt ist der Glaube an sich und die eigenen Stärken. Doch wie kommen wir zu einer optimistischeren Einstellung zum Leben und zu uns selbst?

Gefühle und Gedanken beachten

Ein erster Schritt ist, mehr auf unsere Gefühle zu achten. »Don't worry, be happy«, singt Bobby McFerrin in seinem Lied, das sicherlich jeder kennt. Immer wenn ich diesen Song höre, hebt sich meine Stimmung. In dem karibischen Rhythmus empfinde ich eine angenehme Leichtigkeit und auch die Sonnenstrahlen sind fast spürbar. Es ist eine Lebenshaltung, die in diesem Lied steckt. Der Sänger bringt es auf den Punkt:
»In every life we have some trouble, but when you worry you make it double. Don't worry, be happy.«

Es geht also darum, dass wir uns bei widrigen Umständen und in schwierigen Lebenslagen, die es immer mal wieder geben wird, nicht in unseren negativen Emotionen verstricken, weil sie dadurch noch verstärkt werden. Viel besser ist es, damit aufzuhören, uns zu sorgen, und glücklich zu sein, das Leben leicht zu nehmen. Das Leben leicht zu nehmen heißt allerdings nicht, dass Sie es auf die leichte Schulter nehmen sollten. Sie sollen auch nicht leichtsinnig sein. Nicht alles ist »easy going«. Es macht jedoch einen Unterschied, ob Sie vor allem mit negativen oder mit überwiegend positiven Emotionen durchs Leben gehen.

Die Macht unserer Gedanken

Wenn Sie sich innerlich mit Sätzen steuern wie »Pass bloß auf, dass nicht dies oder jenes passiert!« oder sich suggerieren »Das geht bestimmt schief!«, dann setzen Sie sich selbst unter Druck und Stress. Angenommen, Sie sollen einen kleinen Redebeitrag halten, bei dem Sie sich nicht verhaspeln wollen. In einer solchen Situation agieren Sie automatisch wie mit angezogener Handbremse, da Sie Ihre Energie sowohl auf ein Ziel ausrichten (»guter Redebeitrag«) als auch auf etwas, das Sie vermeiden wollen (»nicht verhaspeln«). Falls Sie sich dann tatsächlich verhaspeln, wird Ihr Körper blitzartig von negativen Emotionen überflutet. Und dann geht gar nichts mehr … Bei einer negativ ausgedrückten Zielformulierung wie »nicht verhaspeln« ergibt sich zudem noch ein weiterer Effekt: Unser Gehirn nimmt das »nicht« gar nicht wahr, es macht sich lediglich blitzschnell ein Bild von »verhaspeln«, und in diesem Fall tendieren solche inneren Bilder dazu, sich verwirklichen zu wollen. Dass dieser Mechanismus fast immer eintritt, können Sie selbst ganz einfach überprüfen: Denken Sie jetzt bitte auf keinen Fall an Schokoladen- oder Käsekuchen …!

Konnten Sie NICHT an Kuchen denken? Bei Kuchen habe ich sofort eine Vorstellung. Ich sehe ihn vor mir, rieche ihn schon fast und fange dann automatisch an, ihn zu schmecken. Genau das passiert, wenn Sie sich vornehmen: »Ich möchte keine Fehler machen.« Ihr Unbewusstes wird Ihnen »Fehler« suggerieren und gleichzeitig wird Ihr inneres Warnsystem in Habachtstellung gehen, und Sie fühlen sich unter Druck gesetzt.

Optimisten leben länger

Wenn manche Menschen immer nur wahrnehmen, was schlecht ist, was nicht funktioniert, dann ziehen sie sich selbst emotional nach unten. Sie verhalten sich unbewusst im Sinne der selbsterfüllenden Prophezeiung, sodass ihre negativen Erwartungen ständig bestätigt werden, und kommen aus der emotionalen Abwärtsspirale gar nicht mehr heraus. Förderlich für die eigene Stimmung wäre es dann zumindest, nach Ausnahmen zu suchen, wann es schon mal anders oder besser war. Bei alldem geht es vor allem um Ihre Gesundheit. Laut Studien des amerikanischen Psychologen Martin Seligmann sind Optimisten gesünder und leben länger als Pessimisten. Das Rezept dafür lautet: Entwickeln Sie mehr positive Emotionen! Denken Sie positiver!

Mit Emotionen die eigene Haltung steuern

Woran erkennen Sie einen Pessimisten oder einen Optimisten, wenn Sie diesem Menschen ins Gesicht schauen? Richtig, an seinem Gesichtsausdruck. Negative Emotionen ziehen die Muskeln nach unten, positive Emotionen ziehen sie nach oben. Spielen Sie bei der folgenden Übung verschiedene Gefühle durch und spüren Sie, welche unterschiedlichen Muskelpartien Sie aktivieren.

ÜBUNG: GEFÜHLE LEICHT GEMACHT

Verändern Sie Ihren Mund passend zum Gefühl und nehmen Sie wahr, wie sich Ihre Augen, Ihre Kopfhaltung, Ihre Schultern verändern. Notieren Sie Ihre Beobachtungen.

1. **Schmollen**
2. **Ärger**
3. **Traurig sein**
4. **Freude**
5. **Lachen**

Emotionen und Bewegung

Emotionen sind Körpersignale und je nachdem, was wir empfinden, gehört eine Bewegung (motion) dazu: Wir ziehen die Lippen oder Augenbrauen zusammen, vergrößern die Augen, indem wir die Augenbrauen hochziehen, öffnen den Mund beim Lachen, recken das Kinn nach vorn oder ziehen es zur Brust hin ein, ziehen die Schultern hoch oder lassen sie hängen, richten den Oberkörper auf oder sacken in uns zusammen. Wenn Sie den gesamten Körper durchscannen, werden Sie feststellen, dass positive Emotionen eher mit einer Weitung und Öffnung verbunden sind. Wir werden beweglicher, flexibler. Negative Emotionen hingegen führen dazu, dass wir uns zusammenziehen oder gar zusammensinken, uns verspannen oder verschließen. Im Körper ist dann zu viel oder zu wenig Anspannung vorhanden. Was ist Ihr typisches Körpermuster? Machen Sie sich Ihre Emotionen bewusst, um zu erkennen, welche bei Ihnen vorherrschend sind. Schauen Sie dazu einfach mal Ihre Fotosammlung durch. Wie sehen Sie auf Schnappschüssen aus? Was fällt Ihnen auf? Oder prüfen Sie Ihre Haltung, Ihren Gesichtsausdruck, wenn Sie durch Ihre Wohnung laufen und an einem Spiegel vorbeikommen. Genauso können Sie dies beim Sitzen vorm Computer oder Fernseher tun. Wenn Sie sich erwischen, dass Sie eher zusammengezogen oder -gesunken sind, sorgen Sie für Veränderung. Richten Sie sich auf, atmen Sie bewusst ein und kräftig wieder aus. Vielleicht können Sie ja auch ein kleines Lächeln auf Ihr Gesicht zaubern …

Emotionen und Gefühlsbalance

Negative Emotionen, wie Wut, Angst, Trauer, Kummer oder Sorge, haben nicht nur negative Qualitäten, denn sie können uns vorsichtig, kritisch und wachsam machen. Sie lehren uns, eine prüfende Haltung einzunehmen und nicht blind zu vertrauen. Auch helfen sie, unsere Aufmerksamkeit in kritischen Situationen zu fokussieren, sodass alle Sinne gespannt und die komplette Energie abrufbar ist. Unsere Überlebensprogramme funktionieren nach diesem Muster. Angst sicherte schon unseren Urahnen das Überleben, da wir seit jeher durch die Ausschüttung von Stresshormonen blitzschnell körperlich in die Lage versetzt werden, zu fliehen, zu kämpfen oder uns zu verstecken beziehungsweise totzustellen. Positive Emotionen wie Freude, Überraschung, Neugier, Interesse oder Heiterkeit fördern dagegen den privaten und beruflichen Erfolg. Wer seinen Mitmenschen mit guter Laune begegnet, wer mit positiven Gefühlen an die Arbeit geht, schafft mehr und ist gelassener. Gute Gefühle sind echte Kraftquellen und können auch in höchst schwierigen Lebenslagen helfen, dass Menschen überleben. Ein kleiner Funken Hoffnung kann unwahrscheinlich viel bewirken. Dies bestätigen zum Beispiel Berichte von Menschen, die die

Konzentrationslager im Zweiten Weltkrieg überlebt haben. Positive Gefühle konnten dabei durch innere Bilder hervorgerufen werden: »Durch diese Straße in Budapest will ich wieder gehen!« Ebenso können Wahrnehmungen der Umgebung positiv bewertet werden. Der Dichter Tucholsky beschrieb dies als seine Glücksmomente: das Zwitschern der Vögel zu hören, die Zeitung am Morgen zu lesen, die Tasse heißen Kaffee vor sich zu haben.
Was sind Ihre Glücksmomente? Wie erleben Sie die vier Jahreszeiten? Beschweren Sie sich über die Kälte oder die Wärme? Wie erleben Sie den Frühling? Achten Sie darauf, dass Sie sich vor allem an vielen Kleinigkeiten erfreuen können.

Die Broaden-and-Build-Theory

Diese Theorie der Psychologin Barbara Frederickson belegt, dass wir mit positiven Emotionen unser Gedanken- und Handlungsspektrum erweitern. Dies passt zu dem damit verbundenen Körpergefühl der Weite und Flexibilität. Wir entwickeln mehr Ausdauer, Leistungsfähigkeit und Energie. Wir werden kreativer und können mit Belastungen lockerer umgehen. Wir haben in manchen Momenten vielleicht sogar das Gefühl, dass wir »die Welt aus den Angeln heben« könnten.

Die positive Gefühlsbalance

Wir alle erleben meist mehr positive Gefühle als negative. Letztere werden jedoch stärker wahrgenommen. Daher reicht es für eine positive Gefühlsbalance nicht aus, dass Sie gleich viele positive und negative Emotionen haben. Frederickson empfiehlt sogar, dass wir für ein erfülltes Leben einen positiven Gefühlsquotienten von 3 zu 1 erreichen sollten. Der Durchschnitt aller von ihr bisher getesteten Personen liegt bei einem positiven Gefühlsquotienten von 2 zu 1. Es gibt also viel zu tun. Angeblich prägen auch unsere Gene den positiven Gefühlsquotienten. Ich bin jedoch davon überzeugt, dass es nicht für alle Zeiten festgeschrieben ist, wie Sie Ihre bisher gemachten Erfahrungen bewerten und wie Sie dementsprechend handeln. Veränderungen hin zu mehr Lebensglück sind möglich. Dazu gibt es drei Wege: Sie können Ihre negativen Gefühle reduzieren, Sie können Ihre positiven Gefühle stärken – oder beides in Angriff nehmen. Da die positiven Gefühle in anderen Gehirnregionen als die negativen verarbeitet werden, ist die Doppel-Strategie des Verstärkens und Reduzierens besonders effizient.

Die eigene Gefühlsvielfalt wahrnehmen

Der folgende Selbst-Check lehnt sich an Barbara Fredricksons Test im Buch »Die Macht der guten Gefühle« an (siehe Bücher, die weiterhelfen, Seite 188). Dabei überprüfen Sie abends, entweder drei Tage hintereinander oder dreimal innerhalb einer Woche, Ihre Gefühle. Den Check mehrfach zu machen ist deshalb sinnvoll, weil Gefühle je nach den Umständen täglich schwanken können und Ihr heutiges Ergebnis nicht zwangsläufig Ihre generelle Gefühlswelt repräsentieren muss. Nutzen Sie entweder direkt die Kästchen im Buch oder kopieren Sie den Test, um Ihre Ergebnisse einzutragen. Mit dieser Übung werden Sie sich Ihrer Gefühlsvielfalt bewusst. Und das, was Ihnen bewusst ist, lässt sich viel besser steuern und verändern als das, was unterschwellig in Ihrer Seele wirkt.
Für Situationen mit negativen Emotionen können Sie zum Beispiel auch wieder mit der Submodalitäten-Übung aus dem vorigen Kapitel arbeiten. Entscheidend ist der Gesamtquotient. Dieser sollte Sie animieren, noch mal zu überdenken, womit Sie sich eigentlich zufrieden geben. Jeder kann in seiner Welt eine strahlende und charismatische Persönlichkeit werden.

SELBST-CHECK: ÜBERPRÜFEN SIE IHREN GEFÜHLSQUOTIENTEN

Zur Überprüfung Ihres positiven Quotienten machen Sie dreimal einen Tages-Check. Notieren Sie, welche Gefühle am jeweiligen Tag auf Sie zutrafen. Bewerten Sie mit der Skala 0 bis 4, wie stark Sie diese Gefühle hatten.

0 = gar nicht 1 = etwas 2 = mäßig 3 = durchaus 4 = stark

Wie intensiv empfanden Sie ...	Intensität	Wie intensiv empfanden Sie ...	Intensität
Freude, Vergnügen oder Ausgelassenheit?	__ __ __	Wut, Zorn oder Verärgerung?	__ __ __
Staunen, Ehrfurcht oder Bewunderung?	__ __ __	Scham, Demütigung oder Blamage?	__ __ __
Anerkennung oder Dankbarkeit?	__ __ __	Verachtung, Hohn oder Geringschätzung?	__ __ __
Hoffnung, Optimismus, Unterstützung oder Ermutigung durch andere?	__ __ __	Abscheu, Ekel oder Widerwillen?	__ __ __
Inspiration oder Erhabenheit?	__ __ __	Verlegenheit oder Befangenheit?	__ __ __

Interesse, Wachsamkeit oder Neugier?	_ _ _	Schuld oder Reue?	_ _ _
Fröhlichkeit oder Glück?	_ _ _	Hass, Misstrauen oder Argwohn?	_ _ _
Liebe, Nähe oder Vertrauen?	_ _ _	Trauer, Verzagtheit oder Unzufriedenheit?	_ _ _
Stolz, Zuversicht oder Selbstvertrauen?	_ _ _	Angst, Furcht oder Sorge?	_ _ _
Heiterkeit, Zufriedenheit oder inneren Frieden?	_ _ _	Stress, Nervosität oder Überforderung?	_ _ _
Anzahl der Gefühle, die Sie mindestens mit 2 bewertet haben:	_ _ _	Anzahl der Gefühle, die Sie mindestens mit 1 bewertet haben:	_ _ _

Teilen Sie jeden Tag die Anzahl der positiven Gefühle durch die Anzahl der negativen Gefühle (Beispiel: positiv = 8, negativ = 5. 8 zu 5 = 1,6. So erhalten Sie einen positiven Quotienten von 1,6 zu 1).

Ihr Gefühls-Quotient für den 1. Tag ____________________

Ihr Gefühls-Quotient für den 2. Tag ____________________

Ihr Gefühls-Quotient für den 3. Tag ____________________

Wie ist Ihr Trend? Wenn Sie im Durchschnitt unter 2 zu 1 liegen, sollten Sie anfangen, mehr auf das Positive zu achten.

Freude wiederentdecken und stärken

Was freut Sie, was macht Sie glücklich? Für den einen sind es die ersten Frühlingsknospen, einfach mal ausschlafen dürfen, durch Füßestreicheln liebevoll geweckt werden ... Andere freuen sich über den Anruf eines lieben Freundes, die Erinnerung an eine Begegnung mit einem Kolibri, ein leckeres Nusseis mit Sahne, das Erreichen eines Gipfelkreuzes in den Bergen ... Allein die Beispiele zeigen es: Freude kann aus unterschiedlichsten Gründen empfunden werden. Allen gemeinsam ist aber, dass in einem solchen Moment einfach alles passt. Auch die Art und Weise, Freude auszudrücken, ist verschieden. So kann sie sich in einem kleinen zurückhaltenden Lächeln, einem Schmunzeln oder auch in einem Luftsprung oder gar Freudenschrei zeigen.

Ein Gewinn fürs ganze Leben

Mit Freude kommt mehr Leichtigkeit ins Leben. Sie öffnet Ihnen auch den Horizont. Freude im Leben hilft das eigene Immunsystem zu stärken, damit Sie auch für schwere Zeiten gewappnet sind. Freudige Menschen werden gern gesehen, denn ihre Stimmung überträgt sich schnell auf andere. So wird das Leben angenehmer. Mehr Freude im Leben wird ein großer Gewinn für Sie sein und ein erfülltes Leben bewirken. Damit die Freude mehr Raum in Ihrem Leben erhält, beschäftigen Sie sich am besten täglich in Gedanken mit ihr. Nehmen Sie Ihr Resilienz-Notizbuch oder legen Sie sich ein Extra-Tagebuch der Freude zu und schreiben Sie über ein paar Wochen hinweg am besten jeden Abend oder wenigstens einmal pro Woche Ihre Freudenmomente auf. Fragen Sie sich dafür:

- Wann fühlte ich mich entspannt, fröhlich, sicher, zufrieden und war froh über das, was in jenem Moment passierte?
- Gab es Momente, wo es sogar besser als erwartet lief?

- Wann waren meine Haltung und mein Gang aufrecht, beschwingt und flexibel zugleich?
- Wann war mein Lächeln umwerfend und so richtig strahlend?
- Wann war ich so relaxed, dass ich singend umherlief?

Mithilfe Ihrer Aufzeichnungen fokussieren Sie sich auf die Freude und werden damit automatisch dieses Gefühl verstärken.

Weitere positive Gefühle stärken

Genau wie für das Gefühl der Freude können Sie andere positive Emotionen wie Dankbarkeit, Heiterkeit, Interesse, Mitgefühl oder Liebe ... auswählen und diese verstärken. Beim Check Ihres Gefühlsquotienten haben Sie vielleicht schon Ideen bekommen, welche Emotionen Sie mehr entwickeln wollen. Starten Sie mit Ihrem Vorhaben gleich heute.
Nutzen Sie neben den Aufzeichnungen kleine Aktionen, um die gewünschte Emotion bei sich und bei anderen zu verstärken. Statt einem anderen Menschen einen guten und erfolgreichen Tag zu wünschen, können Sie ihr oder ihm auch viel Freude wünschen. Oder wenn Sie mit anderen zusammen in einer Kneipe sitzen, fragen Sie einfach mal nach, worüber Ihr Gesprächspartner heute schon lachen konnte. Wenn Sie sich über Positives unterhalten, wird auch Ihre Stimmung steigen. Entwickeln Sie möglichst viele Ideen, wie Sie für sich und für andere die jeweilige Emotion stärker wahrnehmen können. Eine gute Möglichkeit ist, so zu tun, als ob Sie die Emotion bereits hätten. Genau diese Methode wird auch im Lach-Yoga eingesetzt, indem Menschen – einfach so, ohne Grund – anfangen zu lachen. Das wirkt tatsächlich und befreit. Egal, auf welche Emotion Sie sich konzentrieren, Sie werden einen gravierenden Unterschied feststellen.

Übung zur eigenen Stärkung: Timeline-Arbeit

Bei dieser Übung zur Stärkung Ihrer positiven Gefühle geht es darum, dass Sie aus all Ihren Erinnerungen nur die wichtigen Erlebnisse herausfiltern, die mit den zu stärkenden Emotionen verbunden sind. Unsere Erinnerungen speichern wir alle auf einer »Timeline«, einer Art »Lebenslinie« ab. Die Vergangenheit liegt für viele Menschen hinter ihnen, die Zukunft wird meist rechts vorn positioniert. Hier in der Übung benötigen Sie eine sogenannte Arbeits-Timeline, die Sie von jedem Standpunkt aus komplett überblicken können. Dafür bietet sich eine U-Form an, die Sie am besten im Raum auslegen. Nutzen Sie dafür möglichst Moderationskärtchen (DIN-A5-Blätter gehen auch). Sie brauchen eine Karte für die Gegenwart, eine für die Vergangenheit und eine für die Zukunft. Beschriften Sie die Karten entsprechend und legen Sie sie dann im Raum aus. Ideal wäre, wenn Sie die Zeitlinie mit einem Seil auslegen (Sie können sich die Linie jedoch auch einfach denken). So sollte das Ganze aussehen:

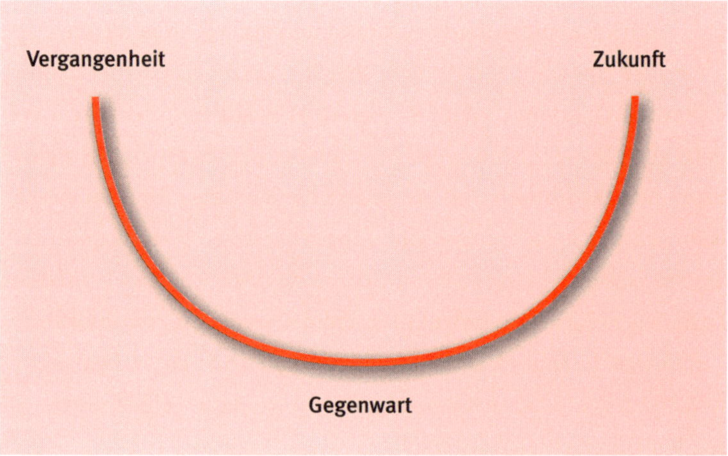

❯❯ ÜBUNG: RESSOURCEN EINSAMMELN

Bei dieser Übung bewegen Sie sich im Raum auf Ihrer Zeitlinie. Sie starten auf Ihrem Kärtchen »Gegenwart«. Sie sollten einen Stift und weitere Karten bereithalten, damit Sie sich »unterwegs« Notizen machen können.

1. Stellen Sie sich auf die Karte »Gegenwart«. Wählen Sie eine Emotion, die Sie gern stärker in Ihr Leben integrieren möchten: Freude, Kraft, Humor, Heiterkeit ...

2. Gehen Sie auf Ihrer Zeitlinie in die Vergangenheit zurück – erinnern Sie sich dabei Schritt für Schritt an die letzte Woche, die vergangenen Monate, Jahre. Prüfen Sie, an welchen Stellen auf Ihrer Timeline Sie Situationen entdecken, in denen Sie genau diese Emotion (zum Beispiel Heiterkeit) intensiv gespürt haben. Wenn Ihnen eine Zeit in Ihrem Leben einfällt, in der Sie dieses Gefühl stark empfunden haben, dann wählen Sie innerhalb dieser Zeit auch spezielle Situationen aus.

3. Machen Sie bei jeder Situation kurz Halt, und vergegenwärtigen Sie sich diese genau. Nehmen Sie wahr, was Sie in der Situation sehen, hören, spüren – so, als würde es jetzt geschehen. Dann notieren Sie auf einer Karte eine Überschrift zu der Situation (zum Beispiel »Lagerfeuer beim Segelurlaub«, weil Sie da den ganzen Abend nett geplaudert und immer wieder gelacht haben). Diese Karte legen Sie auf Ihre Timeline an die entsprechende Stelle.

4. Finden Sie mindestens fünf entsprechende Situationen, gern auch noch mehr. Für jede Situation schreiben Sie eine Karte und legen diese auf Ihre Timeline.

5. Überlegen Sie, mit wem und wann Sie künftig die von Ihnen gewählte Emotion noch mehr spüren und nutzen wollen. Wofür kann diese Emotion nützlich sein? Wählen Sie zwei bis drei konkrete Situationen aus und schreiben Sie diese auf eine Karte (zum Beispiel: »Mehr Heiterkeit mit meinen Kolleginnen während anstrengender Teamsitzungen verspüren – um mehr Leichtigkeit und bessere Laune in den Arbeitsalltag zu bringen«). Legen Sie diese Karte im Bereich der Zukunft auf Ihre Timeline.

6. Gehen Sie auf Ihrer Timeline von der Vergangenheit bis in die Zukunft: Starten Sie bei Ihrer am längsten zurückliegenden Erinnerung. Stellen Sie sich auf diese Karte, lesen Sie die Überschrift und nehmen Sie wahr, was Sie in der Situation sehen, hören und fühlen. Genießen Sie die Situation und das Gefühl. – Machen Sie dies bei jeder weiteren Karte. Wenn Sie bei der Karte »Gegenwart« ankommen, halten Sie kurz inne und vergegenwärtigen sich mit allen Sinnen diese Emotionsqualität. Mit diesem Gefühl gehen Sie weiter in Ihre Zukunft. Stellen sich auf Ihre einzelnen Karten und lassen Sie sich überraschen, was Sie dort sehen, hören und fühlen werden.

7. Kommen Sie danach zur Karte Gegenwart zurück. Schauen Sie noch mal zurück und nehmen Sie die gesammelten Stationen und Emotionen wahr. Schauen Sie voraus und entscheiden Sie sich ganz bewusst, Ihre neue Gefühlsqualität in der Zukunft einzusetzen.

Mit Optimismus Einstellungen verändern

Typisch für das menschliche Leben ist eine kontinuierliche Entwicklung: Der Mensch wächst und reift. Auch Lernen vollzieht sich zum Teil als ein automatischer Prozess. Daher können Sie anfangen, darauf zu vertrauen, dass sich Ihre Entwicklung fortsetzen wird. Können Sie diese Vorstellung bejahen? Oder nagen eher Selbstzweifel an Ihnen, die Ihnen suggerieren, dass Sie Ihre Ziele nie erreichen werden? Sind das Sätze wie: »Das schaffst du eh nicht«, »Dafür bist du nicht intelligent genug!«, krasser formuliert: »Dafür bist du zu blöd!« oder Kommentare wie: »Du Depp!«, »Stell dich nicht so an!«. Solche Bemerkungen sind sehr abwertend und machen klein. Es kommt garantiert keine Freude auf, wenn wir uns selbst solche Kommentare an den Kopf werfen. Die ganze Welt und unsere Verhaltensmöglichkeiten scheinen regelrecht zu schrumpfen. Woher kommen diese selbstabwertenden Gedanken?
In den meisten Fällen haben wir sie in unserer Kindheit und Jugend erworben. Wem wenig zugetraut und/oder das meiste aus der Hand genommen wurde, wer nichts ausprobieren und nicht aus seinen Fehlern lernen durfte, wer darüber hinaus beim kleinsten Schnitzer auch noch niedergemacht wurde, der konnte kein gesundes Selbstvertrauen entwickeln. Und egal, wie sehr er sich im Laufe seines Lebens zu schützen versucht, die innere abwertende Stimme bleibt sein ständiger Begleiter.

Auf eigene Stärken besinnen

Fragen Sie sich also, wenn Sie negative Selbsteinschätzungen mit sich herumtragen, ob das wirklich den Tatsachen entspricht oder ob andere Ihnen so etwas immer wieder gesagt haben, sodass Sie irgendwann angefangen haben, es selbst zu glauben.

Einstellungen, die wir früher gelernt haben, können wir auch wieder verlernen. Eine positive Einstellung zu sich selbst einzunehmen, wertschätzend mit sich selbst umzugehen, das können Sie kultivieren, indem Sie sich auf Ihre bestimmt zahlreich vorhandenen Stärken besinnen. Tragen Sie zusammen, was Sie alles gut können. Vielleicht können Sie gut schreiben, Kuchen backen oder kochen, Fußball oder Golf spielen, anderen geduldig zuhören, gut organisieren, Probleme schnell erfassen und auf den Punkt bringen und so fort. Was sind Ihre Stärken? Nehmen Sie sich etwa 20 Minuten Zeit, in der Sie sich nicht stören lassen, und legen Sie sich Ihr Notizbuch oder ein paar Blätter zurecht.

ÜBUNG: ERKENNEN SIE IHRE STÄRKEN

1. Schreiben Sie Ihre Stärken auf. Notieren Sie alles, was Ihnen einfällt. Notieren Sie auch vermeintliche Kleinigkeiten und Dinge aus Ihrem Alltagsleben (zum Beispiel: Ich kann mir gut Telefonnummern merken. Ich kann andere gut beschenken).

2. Orientieren Sie sich an folgenden Fragen:

- **Was kann ich gut? Was fällt mir leicht? Was macht mir Spaß?**
- **Worin kenne ich mich gut aus?**
- **Was sind meine fachlichen/beruflichen Fähigkeiten?**
- **Was sind meine Hobbys? Worin gehe ich auf?**
- **Was fällt mir leicht im Umgang mit anderen Menschen, in der Familie, mit Freunden und Kollegen?**
- **Was mögen und schätzen andere Menschen an mir?**

3. Ergänzen Sie Ihre persönliche Liste. Prüfen Sie, welche der unten genannten Stärken auch auf Sie zutreffen.

4. Erstellen Sie Ihre Stärken-Hitliste. Wählen Sie die drei bis fünf Stärken, die Ihnen besonders wichtig sind.

5. Holen Sie sich Feedback von anderen. Bitten Sie drei Personen Ihres Vertrauens um eine Einschätzung Ihres Stärkenprofils. Gleichen Sie Ihre und die Listen der anderen Personen miteinander ab. Ergänzen Sie Ihre Liste dann noch einmal.

Mögliche Stärken:

Begeisterungsfähigkeit

Aufgeschlossenheit

Selbstdisziplin

Zuverlässigkeit

Auffassungsvermögen

Ausdauer

Zielstrebigkeit

Entscheidungsfähigkeit

Selbstironie

Urteilsfähigkeit

Kreativität

Anpassungsfähigkeit

Kontaktfähigkeit

Selbstsicherheit

Durchsetzungsfähigkeit

Organisationstalent

Kommunikationsfähigkeit

Kritikfähigkeit

Ausgeglichenheit

Offenheit

Einfühlungsvermögen

Flexibilität

Genussfähigkeit

Leistungsbereitschaft

Gute Umgangsformen

Humor

Selbstbewusstsein

Neugier

Spontaneität

Zuhören können

Immer wenn Sie etwas verunsichert sind, konzentrieren Sie sich ab jetzt einfach auf Ihre Stärken. Wenn Sie sich wie eben einen Überblick und Klarheit über Ihre wichtigsten und hilfreichsten Stärken verschaffen und sich diese immer wieder ins Gedächtnis rufen, stärken Sie Ihr Selbstvertrauen und Ihre Ausstrahlung.

Mit der Selbststeuerung beginnen

Nutzen Sie Ihre Stärken und steuern Sie sich selbst. Sie können beeinflussen, mit welchen Themen Sie sich beschäftigen, welche Informationen Sie sich aneignen, womit Sie sich berieseln lassen, in welchem Umfeld Sie sich bewegen und mit welchen Menschen Sie sich umgeben. Betreiben Sie effektives Selbstmanagement, indem Sie bewusst auswählen, worauf Sie sich einlassen und worauf Sie Ihr Denken fokussieren. Vertrauen Sie auf Ihre Entwicklung. Steuern und managen Sie sich mit Ihrem optimistischen Blick. Falls dann doch immer wieder negative Gedanken auftauchen, versuchen Sie nicht, sie zu verdrängen – denn dann wirken sie im Unterbewusstsein weiter und Sie nehmen sie als eine ständige dumpfe Bedrohung wahr. Stattdessen akzeptieren Sie, dass sie da sind, und setzen sich dann gezielt mit ihnen auseinander, indem Sie diese analysieren und innerlich oder auch schriftlich diskutieren. Gerade Katastrophengedanken sollten Sie kritisch auf ihren Wahrheitsgehalt prüfen. Sie werden erleben, dass Sie dadurch kleiner und unbedeutender werden. Oftmals lösen sie sich auch einfach auf.

Übung zur eigenen Stärkung: Anker verketten

Optimisten halten die Ursachen für unangenehme Ereignisse, in die sie geraten, für zeitweilig und vorübergehend. Fehlschläge, die sie in einem bestimmten Bereich hinnehmen müssen, sehen sie als unabhängig von anderen Bereichen ihres Lebens. Optimisten

suchen die Gründe für Fehlschläge und Schwierigkeiten eher bei anderen Menschen oder den Umständen und haben ein starkes Selbstwertgefühl. Verkürzt ausgedrückt: Optimisten sagen bei einem Erfolg »Ich bin gut!«, bei einem Misserfolg »Diesmal habe ich Pech gehabt«. Sie haben folglich das Leben im Griff, während Pessimisten eher auf das Glück warten, sich fremdbestimmt fühlen und sich wenig Einflussmöglichkeiten zuschreiben.
Dass wir mal traurig sind oder nervös und ängstlich, ist normal. Es läuft nicht immer alles zum Besten im Leben, aber Sie sollten versuchen, grundsätzlich das Beste aus der jeweiligen Situation zu machen, um ein glücklicheres Leben zu führen.

Eine Brücke bauen

Wie kommt man nun von der Insel der Tränen zum Land des Lachens? Angenommen, dazwischen liegt ein Meer mit Haien und anderen gefährlichen Tieren, dann erscheint von der Insel der Tränen aus das Ziel völlig unerreichbar. Das Ziel, der angenehme Zustand, ist jedoch meist vorstellbar. Hier hilft nur eins: Starten Sie vom Land des Lachens, bauen Sie von dort aus eine Brücke mit mehreren Stützpfeilern als Verbindung, um die Insel der Tränen verlassen zu können. Dies funktioniert ähnlich, wie wenn man einen Irrgarten von oben betrachtet: Den Lösungsweg findet man am leichtesten, wenn man den Weg vom Ausgang zurückverfolgt.

Ein kleines Beispiel aus dem Coaching:

Bei der folgenden Übung finden Sie zuerst Ihren Ist-, dann Ihren Zielzustand und als Nächstes die Schritte, die Sie vom Ziel- in den Istzustand bringen. Wie dies dennoch zur Lösung führt, möchte ich Ihnen mit folgendem Beispiel aus meiner Coachingpraxis verdeutlichen: Eine Klientin beschrieb ihren Ist-Zustand als »eingefroren«, ausweglos, schwierig. Als Zielzustand wollte sie »flexibel und lächelnd« agieren. Zur Beschreibung »flexibel und lächelnd« fielen ihr viele Situationen ein, in denen sie diese Haltung einnehmen wollte: in der Beziehung, im Verhalten gegenüber Freunden, im Umgang mit dem Chef. Beim Brückenbauen sollte sie sich nun eine Situation kurz vor ihrem Ziel vorstellen. Dabei fand sie eine Situation, die sie »ein Schritt nach vorn« nannte. Das war ihr typisches Startritual, wenn sie Präsentationen halten musste, mit dem sie sich motivierte und gleich aktiver fühlte. Als nächster Pfeiler, der sie in Richtung Ist-Zustand führen sollte, fiel ihr eine Situation ein, die sie »abwarten und abschätzen« nannte. Das war ihr typisches Verhalten bei einem früheren Chef, bei dem sie stets auf alles gefasst sein und blitzschnell innerlich prüfen musste, wie sie am günstigsten vorgehen konnte. Der nächste Schritt zurück war schon die Situation, die sie als »eingefroren« bezeichnet hatte. Vom Sollzustand brauchte sie also nur zwei »Brückenpfeiler«, um eine feste Brücke von ihrem Problem hin zur Lösung zu bauen. Dabei ging es nicht darum, wie sinnvoll die Schritte tatsächlich für das Ziel waren, sondern um das Gefühl, das sie mit den erinnerten Situationen verband. Ziel der Übung war, dass die Klientin und vor allem ihr Unbewusstes lernten: »Eine emotionale Zustandsveränderung und damit auch eine Verhaltensänderung ist möglich. Über diese Brücke komme ich weg vom Problem hin zu meinem Ziel.«

Probleme durch Bewegung lösen

Eine ähnliche Strategie nutzt Gunther Schmidt, Psychologe aus Heidelberg, mit seiner Problemlösungsgymnastik. Er lässt seine Coaching-Kunden quasi turnen. Wenn wir an ein Problem denken, wird unsere Körperhaltung fast automatisch eher gebeugt, in sich gekehrt mit hängendem Kopf und ebensolchen Schultern (siehe auch Seite 31). Wenn wir die Lösung gefunden haben, nehmen wir ebenso automatisch schon fast eine Siegerhaltung ein. Probieren Sie es aus! Nehmen Sie zuerst bewusst die Problemhaltung mit den hängenden Schultern ein, dann richten Sie sich auf (»Kopf hoch, Brust raus«) und verändern Ihren Körper hin zur Lösungs-/Sieger-Haltung. Damit die Veränderung flüssig und leicht geht, sollten Sie das mehrfach hintereinander machen. So lernt Ihr Körper, dass er sich blitzschnell verändern kann, was Ihnen bestimmt gut tun wird. Solche körperlichen Veränderungen wirken immer auch auf unsere Gedanken, sodass Sie viel leichter Lösungsideen finden werden.

ÜBUNG: ANKER VERKETTEN

Für diese Übung benötigen Sie vier Moderationskarten (oder DIN-A5-Blätter). Legen Sie diese nebeneinander im Raum aus. Diese Karten mit der entsprechenden Beschriftung sind Ihre Erinnerungsanker für die jeweilige Situation, sodass Sie dann bewusst mit allen Sinneswahrnehmungen aus den Situationen Schritt für Schritt und dann immer schneller Ihren »Weg der Veränderung« gehen können. Nehmen Sie sich nun mindestens 30 Minuten Zeit und sorgen Sie dafür, dass Sie nicht durch das Telefon oder irgend jemanden gestört werden.

1. Finden Sie einen Problem-Zustand, den Sie verändern wollen (dies sollte ein »Ich-Satz« sein, da wir andere ja leider nicht verändern können). Nehmen Sie intensiv wahr, was Sie dort sehen, hören, fühlen, riechen und schmecken können. Geben Sie diesem

Zustand einen Namen und notieren Sie diesen auf einer Karte. Stellen Sie sich auf die Karte und nehmen Sie kurz noch mal mit allen Sinnen diesen Zustand wahr.

2. Finden Sie einen Zielzustand, den Sie statt des Problemzustands gerne haben möchten. Nehmen Sie intensiv wahr, was Sie dort sehen, hören, fühlen, riechen und schmecken können. Geben Sie diesem Zustand einen Namen und notieren Sie diesen auf einer weiteren Karte. Stellen Sie sich darauf und nehmen Sie kurz noch mal mit allen Sinnen diesen Zustand wahr. Stellen Sie sich außerdem vor, in welchen Situationen Sie diese innere (und äußere Körper-) Haltung einnehmen wollen.

3. Stellen Sie sich den Zustand vor, der kurz vor Ihrem Zielzustand stehen könnte. Achten Sie auf Ihr Verhalten und vor allem auf Ihr Gefühl dabei. Treten Sie dazu etwas zurück und schauen Sie mit ein wenig Abstand auf den Zielzustand. Wie geht es Ihnen kurz davor, was empfinden Sie? Nachdem Sie den Schritt davor gefunden haben, nehmen Sie wieder intensiv mit allen Sinnen die Situation wahr. Geben Sie dem Zustand einen Namen, notieren diesen auf der Karte und vergegenwärtigen sich nochmals auf der Karte stehend diesen Zustand.

4. Gehen Sie in Ihrer Vorstellung noch einen Schritt zurück in Richtung Problemzustand und finden Sie so den nächsten Verbindungsschritt. Nehmen Sie wieder intensiv mit allen Sinnen die Situation wahr. Geben Sie dem Zustand einen Namen, notieren diesen auf der Karte und vergegenwärtigen sich nochmals auf der Karte stehend diesen Zustand.

5. Vielleicht sind Sie auch jetzt noch nicht wieder bei Ihrem Istzustand angekommen und brauchen noch einen weiteren Pfeiler?

Dann verfahren Sie wie bei Schritt 4: Sie nehmen auch diesen Zustand mit allen Sinnen wahr und geben ihm einen Namen, den Sie wiederum auf der Karte notieren.

6. Sie haben nun eine Kette vom Problem zum Zielzustand geschaffen. Stellen Sie sich ausgehend vom Problem jeweils auf Ihre Zustandsanker (Ihre vier oder fünf Karten), machen Sie sich jede der Situationen mit allen Sinnen bewusst und verketten Sie so Ihr Problem mit der Lösung.

7. Laufen Sie Ihre Anker mehrfach ab, immer schneller, bis Sie quasi automatisch beim Namen Ihres Problemzustands bereits die Lösung hören. So verfestigen Sie das Gefühl, dass Sie die gefundene Lösungsmöglichkeit auch umsetzen können.

Das erlebte Gefühl bewahren

Platzieren Sie Ihre Karten mit den Ankernamen irgendwo sichtbar auf Ihrem Schreibtisch oder an einem anderen passenden Ort in Ihrem Zuhause. Unbewusst werden Sie diese Karten immer wieder lesen und sich an die Übung und das damit verbundene Gefühl erinnern. Sie werden merken, dass Sie zunehmend schneller Ihren Zielzustand erreichen können. Selbst wenn Sie die Karten irgendwohin verräumen, werden sie trotzdem wirken. Mir ist es schon mehrfach passiert, dass ich solche Ankerkarten irgendwann wieder in meiner Schublade fand und feststellte, dass ich genau diese Schritte umgesetzt hatte. Zuversichtlich das eigene Leben zu meistern wird auch Ihnen immer besser gelingen. Im nächsten Kapitel stärken Sie Ihre Selbstwirksamkeit. Wenn Sie überzeugt sind, dass Sie das Ruder für Ihr Lebensschiff in der Hand halten, werden Sie auch erfolgreich sein.

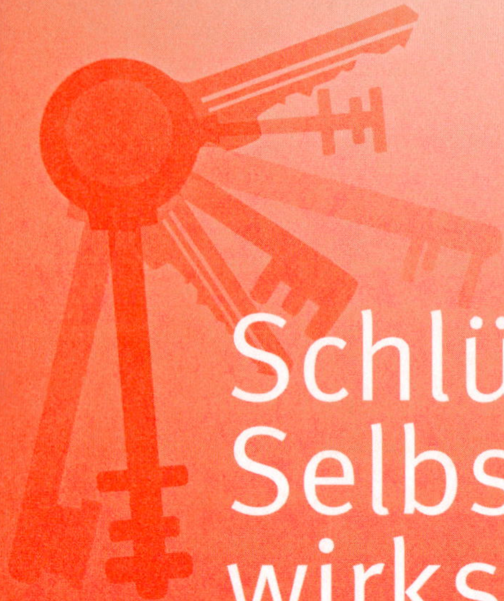

Schlüssel 3: Selbstwirksamkeit

Selbstwirksam sind Sie, wenn Sie fest davon überzeugt sind, trotz größerer Schwierigkeiten ein Ziel erreichen zu können. Bei diesem Schlüssel geht es also darum, dass Sie sich Ihrer Kompetenzen besser bewusst werden und einiges dafür tun, um das Vertrauen in Ihre vorhandene innere Stärke zu steigern.

Aus eigener Kraft etwas bewirken

In den meisten Situationen fragen wir uns unbewusst: Schaffe ich das? (Siehe auch Seite 82.) Je nachdem, ob wir diese Frage bejahen oder Zweifel haben, werden wir erfolgreich sein oder nicht. Unser Erfolg hängt mindestens ebenso von unserer positiven Überzeugung ab, wie von unseren tatsächlichen Fähigkeiten. Im letzten

Kapitel haben Sie schon festgestellt, wie wichtig es ist, eine optimistische Sichtweise auf das Leben zu haben. Bei der Selbstwirksamkeit ist ebenfalls eine positive Einstellung gefragt. Denn wir müssen daran glauben, dass wir in der Lage sind, immer wieder etwas Neues zu erlernen und somit auch unbekannte oder schwierige Aufgaben zu bewältigen. Hilfreich dafür ist, dass wir in gutem Kontakt mit uns selbst, mit unserem Körper sind. Dann können wir unsere Kraft und unsere Möglichkeiten realistisch einschätzen.

Gesundes Selbstvertrauen entwickeln

Wer kennt sie nicht, die Lügengeschichten des Barons Münchhausen? Zum Beispiel die, in der er erzählt, wie er sich selbst an den Haaren aus dem Sumpf gezogen hat. Dabei schreibt er sich eine Fähigkeit zu, die rein physikalisch gar nicht möglich ist. Welche Lösung er tatsächlich gefunden hätte, wenn er wirklich im Sumpf gelandet wäre, können wir nur erahnen. Was wir mit Sicherheit wissen, ist, was er nicht gemacht hätte: Er hätte nicht stundenlang gegrübelt, warum er in den Sumpf gefallen ist und was er hätte tun können, um das zu verhindern. Auch kannte er sicherlich nicht das Gefühl, nichts bewirken zu können, die Kontrolle über sein Leben zu verlieren und nur noch von Angst beherrscht zu sein.

Der richtige Weg zu einem erfolgreichen, glücklichen Leben ist, sich weder selbst zu überschätzen noch sein Licht unter den Scheffel zu stellen. Es geht also darum, ein gesundes Selbstvertrauen zu entwickeln, sodass Sie überzeugt sind, aufgrund Ihrer eigenen Kompetenzen eine gewünschte Handlung erfolgreich ausführen zu können. Mit dieser Haltung nutzen Sie das Prinzip der sich selbst erfüllenden Prophezeiung im positiven Sinne (siehe auch Seite 47). Wenn wir denken »Das geht bestimmt schief!«, dann wird es schiefgehen. Wenn wir uns sicher sind »Das bekomme ich hin!«, dann werden wir alles daransetzen, dass wir es schaffen. Eine starke Selbstwirksamkeit ist also extrem wichtig. Mit solch einer Haltung motivieren Sie sich selbst, Sie treiben sich an und bleiben am Ball, bis Sie das Ziel erreicht haben. Prüfen Sie unten im Selbst-Check, wie es mit Ihrem Selbstvertrauen bestellt ist.

Anspannung und Entspannung als Ressourcen nutzen

Selbstwirksamkeit entwickelt sich sehr früh in unserer Kindheit. Je nachdem, wie wir Erfolge und Misserfolge erleben, ist sie ausgeprägter oder weniger entwickelt. Die gute Nachricht ist: Sie lässt sich lebenslang verändern und vergrößern. Wenn Sie beim Check

SELBST-CHECK: WIE SEHR VERTRAUEN SIE IN IHRE FÄHIGKEITEN?

Bitte bewerten Sie auf einer Skala von 1 bis 10, inwiefern diese Sätze auf Sie zutreffen. 1 = trifft kaum zu; 10 = trifft völlig zu.

Wenn eine neue Sache auf mich zukommt, weiß ich, wie ich damit umgehen kann.
Für jedes Problem kann ich eine Lösung finden.
Was auch immer passiert, ich werde schon klarkommen.

Wenn Sie sich nur 5 Punkte oder weniger geben, sollten Sie dringend etwas für sich tun. Mithilfe der Übungen in diesem Kapitel werden Sie Ihr Gefühl von Selbstwirksamkeit garantiert um einiges verstärken können.

gerade festgestellt haben, dass es mit Ihrem Vertrauen in Ihre Fähigkeiten und Kompetenzen nicht sehr weit her ist, ist ein erster wichtiger Schritt, um zu mehr Selbstwirksamkeit zu gelangen, in Kontakt mit sich und Ihrem Körper zu kommen, Ihre eigenen Bedürfnisse wahrzunehmen und zu beginnen, diese auszuleben. Wenn wir allzu sehr im Hamsterrad rennen, dann kommt vielleicht kurzfristig der Wunsch nach völliger, immerwährender Entspannung auf. Doch wo bleibt, ohne Höhen und Tiefen, das Gefühl der Lebendigkeit? Auch unser Körper funktioniert nur durch verschiedene Rhythmen und Wechselspiele: einatmen und ausatmen, wach sein und schlafen, sich bewegen und sich ausruhen ... Wenn wir aktiv sind, spannen sich unsere Muskeln an. Wenn wir unser Ziel erreicht haben, entspannen sie sich wieder. Die Muskeln werden jedoch auch im Zusammenhang mit unseren Gefühlen aktiv.

INFO:
EIN GUTES KÖRPERGEFÜHL SCHÜTZT VOR ÜBERLASTUNG

Schon in der Antike behauptete der römische Dichter Juvenal, dass ein gesunder Geist in einem gesunden Körper wohne. Wer sich als selbstwirksam empfindet, glaubt daran, mit eigener Anstrengung erfolgreich zu sein. Wer sich anstrengt, muss sich jedoch auch wieder entspannen können. Um gesund und leistungsfähig zu bleiben, ist es wichtig, auf ausreichende Regenerationszeit in unserem Leben zu achten. Doch leider scheinen das viele Menschen verlernt zu haben, wie man aus der deutlichen Zunahme von Burnout-Erkrankungen ableiten kann.

Negative Gefühle und Dauerstress

Schwierige Gefühle wie Wut, Ärger, Angst und Traurigkeit führen ebenfalls zu Anspannung im Körper. Wenn wir uns in einer Krise befinden und somit längere Zeit unter Stress stehen, geht das meist mit einer Gefühlsmischung aus Angst und Ärger einher. In diesem Fall sind sowohl das Ziel als auch die damit verbundene Entspannungsmöglichkeit in weite Ferne gerückt. Unser Körper bleibt in Daueranspannung, und so treten die Schmerzen, die wir dabei im Kopf, im Nacken oder im Rücken verspüren, über kurz oder lang nicht mehr nur vorübergehend auf, sondern werden chronisch. Dies kann sich weiter steigern mit Herzbeschwerden, Bluthochdruck, Schlafstörungen, Tinnitus bis hin zum körperlichen Zusammenbruch in Form von Burnout.

Warum stehen Sie unter Anspannung?

Um Ihre Anspannung in solchen Phasen von Dauerstress wieder abzubauen, gibt es viele Möglichkeiten. Was vermutlich nicht funktionieren wird, ist, wenn Sie alles beim Alten lassen und zusätzlich einmal pro Woche an einem Yoga- oder Qigong-Kurs teilnehmen. Ihr erster Schritt sollte daher eine Analyse sein, mit welchen Strategien Sie sich selbst in die Anspannung bringen. Jeder Mensch hat sogenannte innere Antreiber, mit denen er sich unter Druck setzt. Wir glauben aufgrund von früher gemachten Erfahrungen, uns auf eine bestimmte Art und Weise verhalten zu müssen, weil wir sonst nicht gut genug sind, Anerkennung verlieren, nicht mehr gemocht werden … Das führt zum einen dazu, dass wir uns oftmals zu wenig zutrauen und vor einer Aufgabe, die wir durchaus bewältigen könnten, zurückschrecken. Und zum anderen, dass wir uns bei allem, was wir tun, immer fürchterlich anstrengen müssen, um vor unserem strengen Auge überhaupt bestehen zu können.

ÜBUNG: ERKENNEN SIE IHRE ANTREIBER

Machen Sie bei den auf Sie zutreffenden Aussagen ein Kreuzchen. Zählen Sie am Ende zusammen, wie viele Kreuze Sie bei jedem Antreiber haben, welcher also stärker bei Ihnen wirkt.

Sei perfekt!	Mach's anderen recht!
Wann immer ich eine Arbeit ausführe, tue ich es gründlich.	Ich fühle mich verantwortlich, dass diejenigen, die mit mir zu tun haben, sich wohlfühlen.
Wenn ich eine Meinung äußere, begründe ich sie auch.	Ich sage oft mehr, als eigentlich nötig wäre.
Ich liefere einen Bericht erst ab, wenn ich ihn mehrere Male überarbeitet habe.	Es ist für mich wichtig, von den anderen akzeptiert zu werden.
Ich sollte viele Aufgaben noch besser erledigen.	Ich versuche oft, herauszufinden, was andere von mir erwarten, um mich danach zu richten.
Ich kümmere mich persönlich auch um nebensächliche Details.	Es ist mir wichtig, von anderen zu erfahren, ob ich meine Sache gut gemacht habe.
Wenn ich Sachverhalte erkläre, sage ich gerne: Erstens, zweitens, drittens.	Ich stelle meine Wünsche und Bedürfnisse zugunsten anderer Personen zurück.

Mein Gesichtsausdruck ist eher ernst.	Es ist mir unangenehm, andere Leute zu kritisieren.
Ich sage oft: »genau«, »exakt«, »klar«, »logisch« …	Bei Diskussionen nicke ich häufig, um meine Zustimmung zu zeigen.
Ich versuche, die an mich gestellten Erwartungen zu übertreffen.	Ich sage eher »Könnten Sie es nicht einmal versuchen?« statt »Versuchen Sie es bitte«.
Ich habe Mühe, Leute, die nicht genau sind, zu akzeptieren.	Ich bin sehr diplomatisch.
Summe	Summe

Ab 5 Kreuzchen sollten Sie etwas ändern. So könnten Sie zum Beispiel anfangen, sich die Erlaubnis zu geben, unperfekt zu sein oder mehr auf Ihre eigenen Bedürfnisse zu achten (siehe Seite 75), denn damit sorgen Sie für mehr Selbstwirksamkeit.

Neben den beiden hier ausgewählten besonders weit verbreiteten Antreibern gibt es noch drei weitere: »Beeil dich!«, »Streng dich an!« und »Sei stark!«. Überlegen Sie auch für diese Antreiber, inwiefern diese auf Sie zutreffen und wie Sie hierzu neue Gegenüberzeugungen oder Erlaubnisse kreieren können.

Perfektionist oder Everybody's Darling?

Wenn wir bei dem, was wir tun, zu wenig Wirksamkeit erleben, geraten wir in Stress. Wenn wir zu viel bewirken wollen, bereiten wir uns selbst Stress. So kann es sein, dass wir unsere Messlatte zu hoch ansetzen oder generell zu streng mit uns sind und offensichtliche (Teil-)Erfolge noch als Misserfolge deuten. Es wird also im Laufe unseres Lebens nötig, uns von inneren Antreibern zu verabschieden, um aus der Überforderung herauszukommen. Da sich solche Antreiber oder Glaubenssätze bereits in der frühkindlichen Entwicklung ausprägen, werden wir sie natürlich nicht im Handumdrehen los. Doch ein erster Schritt ist, uns über ihr Vorhandensein und ihr Wirken bewusst zu werden, um besser gegenzusteuern.

- Als Perfektionist stehen Sie unter Daueranspannung, da es ein »perfekt« eigentlich kaum gibt. Sie wollen immer noch mehr herausholen, optimieren, prüfen, korrigieren. Bei Aktivitäten, die Genauigkeit und Sorgfalt erfordern, zum Beispiel bei einer Arbeit als Mikrochirurg, ist dieser Antreiber sicherlich von Vorteil. Bei den meisten Tätigkeiten jedoch benötigen Sie keine hundertprozentige Ausführung. Stoppen Sie sich also rechtzeitig. Nicht jedes Detail ist nötig. Nehmen Sie durch ein bisschen Unperfektheit den Druck und die Anspannung raus.

- Wenn Sie »anderen gefällig« sind, für andere sorgen, sind Sie sicherlich beliebt, Sie werden gefragt und Sie sind gefragt. Sie tun anderen Gutes, jedoch wer kümmert sich um Sie? »Liebe deinen Nächsten wie dich selbst.« Dieser Bibelspruch empfiehlt ein »sowohl als auch«. Das heißt, Sie sollten genau prüfen, zu was Sie sich verpflichten. Es täte Ihnen sicher gut, öfter mal Nein zu sagen und sich mehr um sich selbst zu kümmern.

Die Anspannung lösen

Gehen Sie noch mal die Aussagen von Seite 73/74 durch und prüfen Sie, wo es bei Ihnen hakt. Wählen Sie eine Situation aus, bei der Sie sich nicht mehr von Ihrem inneren Antreiber steuern lassen wollen. Entscheiden Sie sich und starten Sie Ihre Veränderung.
Als zweiten Schritt kümmern Sie sich um mehr Entspannung. Wo und wie können Sie am besten ausspannen? Manche Menschen lieben es, in die Sauna zu gehen, schwitzend ruhig auf der Bank zu sitzen, um danach im Ruheraum vor sich hinzudösen. Andere brauchen Wasser, einen großen See, das Meer, um dort einfach in die Weite zu schauen, den eigenen Gedanken nachzuhängen. Wiederum andere plädieren für einen Fahrradausflug ins Grüne, der dann von einem Besuch im Ausflugslokal gekrönt wird. Yoga, Meditation, progressive Muskelentspannung und vieles mehr können Sie natürlich ebenso nutzen. Nehmen Sie bewusst wahr, woran Sie den Unterschied zwischen Anspannung und Entspannung in Ihrem Körper und auch in Ihrem Gesicht spüren.

TIPP:
SCHNELLE HILFE ZUR ENTSPANNUNG

- **Atmen Sie tief durch.**
- **Schauen Sie aus dem Fenster, denken Sie an nichts, genießen Sie einfach.**
- **Schließen Sie für ein paar Minuten die Augen, denken Sie an etwas Schönes.**
- **Sprechen und bewegen Sie sich bewusst langsamer.**
- **Entspannen Sie bewusst die Muskulatur.**
- **Reagieren Sie sich körperlich ab.**

Schon kleine Auszeiten bewirken etwas

Selbstwirksamkeit beziehungsweise Vertrauen in unsere innere Stärke können wir nur empfinden, wenn wir nicht ständig am Rande der Erschöpfung entlangschrammen. Sorgen Sie also für ausreichend Entspannung und Pausen, damit Sie Ihre körperliche und psychische Gesundheit erhalten. Geben Sie sich selbst nach, bevor Ihre Kopfschmerzen Sie dazu zwingen. Sprechen Sie auch mit den Menschen in Ihrem Umfeld, die sicherlich Verständnis für Ihre Bedürfnisse haben werden. Notfalls müssen Sie diese auch gegen andere Menschen durchsetzen. Wenn Sie nicht anfangen, für sich selbst zu sorgen, dann können Sie womöglich irgendwann auch nicht mehr für andere sorgen.

Um sich bei Ihrem Vorhaben nicht zu überfordern, setzen Sie am besten auf tägliche kleine Veränderungen und gönnen sich immer wieder eine Mini-Auszeit wie im Tipp beschrieben. Eine gute Übung, um zu mehr Entspannung zu gelangen, sind auch kleine Meditationen. Die Folgende ist auch im hektischen Arbeitsalltag durchführbar. Wenn Sie merken, dass Sie sich nicht mehr konzentrieren können, dass alles über Sie hereinbricht, dann sollten Sie sich unbedingt eine solche Auszeit gönnen. Ziehen Sie sich zurück, irgendein Plätzchen wird sich finden, und wenn's das stille Örtchen ist … Setzen Sie sich, machen Sie die Augen zu und führen Sie die Ein-Wort-Meditation durch.

Noch besser wäre es natürlich, wenn Sie sich regelmäßig einmal am Tag etwa 15 Minuten Zeit für diese Meditation nehmen könnten. Sie können die Übung im Sitzen, Liegen oder auch beim Gehen beziehungsweise Joggen machen. Ziel der kurzen Übung ist, dass Sie die Gedanken, die Sie unter Druck setzen, bewusst zur Ruhe bringen beziehungsweise sie harmonisieren. Sie entstressen sich und Ihren ganzen Alltag damit aktiv.

ÜBUNG: EIN-WORT-MEDITATION

Stellen Sie sich, bevor Sie beginnen, einen Kurzzeitwecker, damit Sie sich besser auf die innere Konzentration einlassen können.

1. Wählen Sie ein Wort, mit dem Sie angenehme Gefühle verbinden, wie Ruhe, Weite, Wasserfall, Fluss, Baum, Liebe.

2. Atmen Sie etwa fünfmal tief ein und aus. Wenn Sie sitzen oder liegen, schließen Sie die Augen.

3. Wiederholen Sie nun gedanklich Ihr Meditationswort bei jedem Ausatmen.

4. Wenn Ihre Gedanken zwischendurch abschweifen, ist das okay. Kommen Sie einfach zu Ihrem Wort zurück und wiederholen es beim Ausatmen.

5. Am Ende Ihrer Übungszeit bleiben Sie noch ein wenig bei sich. Nehmen Sie Ihren Atem wahr, Ihre zunehmende innere Ruhe, und richten Sie dann Ihre Aufmerksamkeit allmählich wieder nach außen.

Alternativen:

Wählen Sie kein Wort, sondern ein inneres Bild der Ruhe. Oder zählen Sie jeweils beim Ausatmen rückwärts von 100 bis 1. Bei 1 angekommen, vergegenwärtigen Sie sich ein angenehmes Gefühl oder Bild, verweilen dort etwas, zählen zum Abschluss noch mal von 1 bis 5 und kommen frisch und wach wieder im Hier und Jetzt an.

Eigene Bedürfnisse ausleben

Ein weiterer wichtiger Schritt hin zu mehr Selbstwirksamkeit ist, Ihre Bedürfnisse zu kennen und auszuleben: Was ist Ihnen wichtig? Was tun Sie gern oder sogar mit Begeisterung? Wofür hätten Sie gern mehr Zeit? Was tun Sie nur für sich? Was steht schon lange auf Ihrer Wunschliste? Wie wichtig nehmen Sie sich selbst? Je größer Ihr Wohlbefinden ist, desto größer wird auch Ihre Selbstwirksamkeit sein, denn dann trauen Sie sich mehr zu, sind viel motivierter und voller Energie.
Für Ihr Wohlbefinden können Sie hervorragend sorgen, indem Sie sich Ihre Grundbedürfnisse bewusst machen und danach Ihr Handeln ausrichten. Der Psychotherapieforscher Klaus Grawe nennt vier Grundbedürfnisse, deren Erfüllung für uns wichtig ist. Es sind die Bedürfnisse nach Bindung und Zugehörigkeit, nach Selbstwerterhöhung und Selbstwertschutz, nach Orientierung und Kontrolle sowie nach Lustgewinn und Unlustvermeidung.

Das Bedürfnis nach Bindung und Zugehörigkeit

Diese Bedürfnisse sind existenziell. Ersteres sichert seit jeher eine gesunde frühkindliche Entwicklung, Letzteres war zur Zeit unserer Vorfahren ebenfalls überlebenswichtig, da ein Einzelgänger in der rauen Natur keine Chance gehabt hätte. Allein gelassen, nur auf sich selbst gestellt, quasi als Eremit zu leben ist auch heute noch für die wenigsten Menschen erstrebenswert. Interessanterweise waren Eremiten jedoch vor allem Mönche, die eine spirituelle Bindung in der Einsamkeit erfahren und leben wollten. Wie leben Sie Ihr Bedürfnis nach Bindung? Wie begegnen Sie den Menschen, mit denen Sie verbunden sein möchten? Inwiefern gehört Spiritualität zu Ihrem Leben dazu? Mehr dazu finden Sie auch ab Seite 169.

Das Bedürfnis nach Selbstwerterhöhung

Dieses Bedürfnis haben wir, weil jeder Mensch wertvoll sein möchte. So fühlen wir uns nicht austauschbar, sondern gebraucht, liebenswert oder wichtig. Was wertvoll ist, sollten wir hegen und pflegen – das leuchtet sicherlich ein. Doch wie bewerten Sie sich selbst? Überprüfen Sie einmal, wie oft Sie von sich selbst sagen: »Ich bin zu …«. Die Auslassungspünktchen können Sie beliebig füllen mit: dick, klein, schwach, dominant, groß, dünn, laut ... Mit all diesen Aussagen kritisieren Sie sich selbst und greifen Ihren Selbstwert an. Haben Sie schon einmal ausprobiert, sich ganz bewusst selbst anzunehmen? »Ich bin so, wie ich bin.« Das klingt doch gut. Auch sich selbstsicher in unterschiedlichen Lebensbereichen zu behaupten stärkt Ihren Selbstwert. Sie und Ihr Unbewusstes lernen dann: »Ich bin gut, ich bin stark, ich bin erfolgreich.« Probieren Sie dazu gleich die Übung auf der nächsten Seite aus.

Anerkennung geben und erhalten

Anerkennung tut natürlich auch gut. Leider wird von vielen Menschen die schwäbische Weisheit praktiziert: »Nix g'sagt isch g'nug g'lobt.« Das taugt zur Stärkung unseres Selbstwerts ziemlich wenig. Manchmal reicht zwar auch schon ein Schulterklopfen aus, damit wir uns besser fühlen, jedoch wirken ganz eindeutige positive Rückmeldungen natürlich viel stärker.
Fangen Sie am besten selbst damit an, anderen Anerkennung zu geben. Diese kommt garantiert zurück. Sie können auch erst einmal nur mit einem kleinen Lächeln beginnen. Jedem Menschen, dem Sie begegnen, schenken Sie dieses Lächeln. Sie werden sehen, fast alle werden zurücklächeln. Oder Sie sind noch mutiger und wünschen freundlich einen »Guten Morgen«. Sie können auch den aufmerksamen Service oder das gute Essen in einem Restaurant vor

ÜBUNG: WÄHLEN SIE IHREN SATZ DER KRAFT

1. Suchen Sie sich einen Satz, der wirklich zu Ihnen passt. Ihr Bauchgefühl wird Sie sicher leiten, was das Richtige für Sie ist. Dieser Satz darf ruhig ein wenig groß sein, ähnlich wie ein Kleidungsstück, in das Sie hineinwachsen wollen (zum Beispiel: »Ich bin überzeugend.« Oder: »Ich eröffne neue Möglichkeiten.« Oder: »Ich bin eine begehrte Bereicherung.«)

2. Sagen Sie sich diesen Satz am besten jeden Morgen, wenn Sie vor dem Spiegel stehen. Strahlen Sie sich dabei an und sprechen Sie den Satz mit Überzeugung aus. Führen Sie das gleiche Ritual abends noch einmal durch.

Wichtig: Halten Sie mindestens sechs Wochen durch! Denn am Anfang wird Ihnen die Übung leicht fallen, Sie werden sich über den Satz freuen. Nach einiger Zeit werden Sie aber ganz sicher auch Kommentare im Kopf haben wie: »Was soll das Ganze, das bringt doch nichts!« Freuen Sie sich auf diese Phase, denn jetzt findet eine unbewusste Auseinandersetzung zwischen Ihrer alten Selbstüberzeugung und diesem neuen Satz der Kraft statt. Genau in dieser Phase beginnt Ihre innere Veränderung. Neue Gehirnbahnen entsprechend Ihrer neuen Selbstüberzeugung entstehen, sodass Sie zunehmend auch Auswirkungen auf Ihr Verhalten und damit auf Ihre Umwelt erfahren werden. Sie können entscheiden, welche Selbstüberzeugung Ihnen lieber ist. Wenn's die neue positive ist, lohnt sich Ihr Durchhalten ganz bestimmt.

der Bedienung loben. Sie wird sich bestimmt darüber freuen. Das wichtigste Ergebnis solcher kleinen Experimente im Alltag ist jedoch, dass sie Ihnen gut tun und garantiert Ihre Stimmung heben.

Das Bedürfnis nach Orientierung und Kontrolle

Dieses Bedürfnis möchte befriedigt werden, weil wir uns nicht ausgeliefert oder abhängig fühlen, sondern unser Leben selbst bestimmen, im Griff haben wollen. Etwas zu gestalten, gefragt zu werden, mitzuentscheiden, das sind ganz normale Grundbedürfnisse für mündige Menschen. Wir wollen wissen, warum etwas entschieden wurde, wozu etwas gut sein soll. Wir wollen das, was wir für richtig halten, laut aussprechen können. Die wenigsten Menschen wollen heutzutage einfach nur funktionieren oder lassen sich gern alles vorsetzen. Kritisch prüfen wir, welchen Sinn eine Entscheidung macht. Auch prüfen wir blitzschnell – oft unbewusst – ob wir uns einer Situation gewachsen fühlen, ob wir diese »beherrschen« können, unter Kontrolle bekommen. Das Bedürfnis nach Orientierung und Kontrolle ist sowohl im privaten als auch im beruflichen Bereich ausgeprägt. Und immer wenn Sie es verleugnen und unterdrücken, beginnen Sie, Ihre Selbstwirksamkeit zu untergraben. Achten Sie daher auf die kleinen Impulse, auf Ihr Bauchgefühl, ob alles mit rechten Dingen zugeht und Ihnen gut tut.

Das Kohärenzgefühl

Der Soziologe Aaron Antonovsky analysierte, was Menschen brauchen, um gerade in schwierigen, kritischen, herausfordernden Situationen gesund zu bleiben. Nach seiner Überzeugung brauchen wir dabei ein Gefühl von Stimmigkeit (Kohärenz). Wenn wir in solchen problematischen Situation sagen können: »Das ist stimmig, das passt«, dann können wir voraussichtlich anstehende

Herausforderungen annehmen und mittragen – auch wenn das natürlich nicht immer leicht ist. Dieses Kohärenzgefühl kann in die drei folgenden Aspekte untergliedert werden:

- Gefühl von Verstehbarkeit: Herausforderungen der eigenen Umwelt werden als verständlich und durchschaubar erlebt.
- Gefühl von Handhabbarkeit: Den Herausforderungen stehen passende Ressourcen zur Bewältigung gegenüber, die man selbst unter Kontrolle hat oder die von anderen kontrolliert werden, denen man vertraut.
- Gefühl von Sinnhaftigkeit: Die Auseinandersetzung mit der Herausforderung wird als lohnenswert bewertet.

Was sagen Sie zu Ihren eigenen, aktuellen Herausforderungen? Sagen Sie »Ja, ich verstehe sehr wohl, dass diese Veränderung notwendig ist« oder »Ja, ich halte dieses Vorhaben auch für sinnvoll«? Oder empfinden Sie Widerwillen und wehren sich mit Händen und Füßen dagegen? Viele Menschen sehen durchaus ein, wofür ihre aktuelle Herausforderung gut ist. Allerdings haben sie Sorge, sie nicht bewältigen zu können: »Kann ich dies oder jenes mit meinen Fähigkeiten, mit meiner Zeit, mit meinen finanziellen Möglichkeiten wirklich leisten? Sinnvoll wäre es ja schon, aber …« Und schon listen sie ihre zahllosen Zweifel auf.
Überlegen Sie, was Ihnen helfen könnte, ohne Wenn und Aber ja zu Ihren Vorhaben zu sagen. Bei der folgenden Übung versuchen Sie, Ihr Kohärenzgefühl einzuschätzen. Dabei kommt es darauf an, die sogenannte Work-Life-Balance miteinzubeziehen, also wie Sie Berufs- und Privatleben am besten in Einklang bringen können. Nehmen Sie wieder Ihr Resilienz-Notizbuch zur Hand und übertragen Sie die kleine Tabelle – Sie können, wenn Ihnen das lieber ist, die Antworten natürlich auch direkt ins Buch schreiben.

ÜBUNG: CHECK DES KOHÄRENZGEFÜHLS

Wie bewerten Sie Ihre aktuellen Herausforderungen? Analysieren Sie die Komponenten der Stimmigkeit im Hinblick auf Ihre berufliche und Ihre private Situation.

Unterscheiden Sie Ihre eigene Sicht und die Ihrer Mitmenschen. Was glauben Sie: Wie bewerten die anderen wohl das Thema? Im beruflichen Bereich können Sie versuchen, sich in Kollegen oder Ihre Führungskraft hineinzuversetzen. Für den privaten Bereich können Sie Kinder, Freunde und Lebenspartner für die andere Sicht wählen.

Heraus-forde-rungen	Verstehbar: ja/nein		Handhabbar: ja/nein		Sinnvoll: ja/nein	
	Eigene Sicht	Sicht anderer	Eigene Sicht	Sicht anderer	Eigene Sicht	Sicht anderer
1.						
2.						
3.						
4.						
5.						
Etc.						

Für jedes Nein in der Tabelle sollten Sie überlegen, was genau Sie oder andere brauchen, damit Sie und die anderen JA sagen können – ohne Wenn und Aber.

Andere in Entscheidungen einbeziehen

Machen Sie generell nicht den Fehler, alles allein mit sich selbst auszuhandeln. Wenn betroffene Personen am Klärungsprozess beteiligt werden, sind sie auch eher bereit, Entscheidungen mit den entsprechenden Konsequenzen mitzutragen. Dazu noch ein kleines Beispiel: Angenommen, in Ihrem Unternehmen werden Überstunden gefordert, dann verstehen Sie das wahrscheinlich, da Sie selbst aktiv beteiligt waren, um den neuen Auftrag für Ihr Unternehmen zu ergattern. Sie halten es vermutlich auch für sinnvoll, dass Sie und Ihre Kollegen nun möglichst schnell und in hoher Qualität den Kundenauftrag realisieren. Auf fünf bis sechs Wochen gesehen können Sie sich durchaus vorstellen, dass Sie diese Überstunden machen. Das können Sie leisten, das ist handhabbar. Aber genau in diesem Zeitraum hatten Sie ursprünglich geplant, mit Ihrem Partner Urlaub zu machen. Vermutlich wird er nicht gerade erfreut sein, dass das nun nicht klappt. Je nachdem, wie stabil Ihre Beziehung ist, werden Sie beide diese Enttäuschung verkraften können oder Sie müssen sich wirklich etwas einfallen lassen, damit Ihre berufliche Situation nicht zu einer Belastung für Ihre private wird. Unser Leben ist inzwischen so vernetzt, dass Sie bei wichtigen Themen meist die Sicht mehrerer beteiligter Personen berücksichtigen müssen. Bei diesem Beispiel könnten Sie nun ganz konkret prüfen, welche Aktivitäten Ihre Balance sichern würden. Vielleicht gäbe es doch noch Möglichkeiten, dass nicht Sie die Überstunden machen müssen oder zumindest nicht so viele und nicht über so viele Wochen hinweg. Um das zu klären, müssten Sie mit Ihren Kollegen und vor allem mit Ihrem Chef reden. Vielleicht gäbe es auch die Möglichkeit, dass Sie den Urlaub um zwei Monate verschieben und dass Sie Ihrem Schatz das irgendwie versüßen könnten. Auch dafür müssten Sie ein klärendes Gespräch führen.

Das Bedürfnis nach positiven Zuständen

Dieses Bedürfnis nach Lust, Leidenschaft, Freude, Glück, Spaß, Flow … ist deshalb vorhanden, weil wir uns in solchen Momenten spüren können und rundum zufrieden sind. In diesen Augenblicken sind wir offen. Wir können leicht Kontakt zu anderen knüpfen. Solche Erlebnisse beim Sport, bei der Arbeit, im Bett, beim Zusammensein mit Freunden wirken nachhaltig. Schwierige emotionale Zustände wie Schmerz, Angst, Trauer dagegen sind unangenehm, weshalb wir in der Regel versuchen, sie zu vermeiden oder zumindest zu reduzieren.

Schwierigkeiten als Entwicklungschance sehen

Wenn Sie möglicherweise immer wieder die Erfahrung gemacht haben, dass manche Menschen Sie angreifen, kritisieren oder schlechtmachen, dann haben Sie sich vielleicht irgendwann entschieden, diese Personen zu meiden. Schließen Sie jedoch nicht von einigen unangenehmen Zeitgenossen auf alle Menschen. Mit dieser Verallgemeinerung schützen Sie sich zwar und entgehen dem Risiko, weiterhin verletzt zu werden. Sie bleiben jedoch auch auf der Stelle stehen und verpassen viele Chancen, positive Erfahrungen zu sammeln. Gegen ein gesundes Maß an Vorsicht ist nichts zu sagen, jedoch hat Einigeln bisher den wenigsten Menschen geholfen. Die angenehme Erfahrung, Herausforderungen bewältigen zu können, machen wir nur, wenn wir uns nicht gegen sie wehren, sondern uns ihnen stellen. Das fällt leichter, wenn wir sie als persönliche Entwicklungschance begreifen.

Übung zur eigenen Stärkung: Teile verhandeln

Vielleicht haben Sie schon mal von dem Konzept »Das innere Team« gehört oder Sie kennen den Vers von Goethe in »Faust«:

TIPP:
NEUE VORSTELLUNGEN ENTWICKELN

Trauen Sie sich, entdecken Sie den Kolumbus oder Pfadfinder in sich selbst. Schenken Sie sich neue Erfahrungen und Erlebnisse! Notieren Sie gleich in Ihrem Notizbuch, was Sie noch in diesem Jahr für sich entdecken wollen. Ob das nun ein neues Lokal ist oder ein Ausflug in einen Hochseilgarten – ganz egal, Hauptsache Sie lassen bereits ganz konkret die Vorstellung vor Ihrem inneren Auge entstehen, und dann legen Sie in Ihrem Kalender den Termin für diese Aktion fest.

»Zwei Seelen wohnen, ach! in meiner Brust …« Ähnliche Situationen sind Ihnen sicher bekannt: Sie sitzen bei schönem Wetter in der Arbeit am Schreibtisch und sehnen sich gleichzeitig danach, draußen unterwegs zu sein. Wenn Sie dann Ihre Arbeit unterbrochen haben und im Schwimmbad planschen oder im Café sitzen, können Sie das Ganze nicht richtig genießen, weil immer wieder Gedanken an die aufgeschobene Arbeit durch Ihren Kopf geistern. Der eine Teil in Ihnen steht für Ihr Pflichtbewusstsein, der andere Teil will endlich Entspannung oder Abwechslung. Wenn Sie in einer solchen Zwickmühle stecken, hilft es, eine Art Verhandlung durchzuführen, damit beide Teile ihre positive Absicht für den Organismus verwirklichen können, denn sonst blockieren Sie sich und Ihre Selbstwirksamkeit. Rein auf der Verstandesebene können wir solche Konfliktsituationen vielleicht lösen, indem wir zum Beispiel das Für und Wider auflisten. Doch unser Unbewusstes braucht auf jeden Fall noch etwas mehr.

Mit Metaphern arbeiten

Hilfreich sind für diese Übung bildhafte Vergleiche, Metaphern genannt, die eine Lösungssuche für solche inneren Konflikte erleichtern. Ein kleines Beispiel aus einem Coaching: Eine Klientin verglich ihre Situation mit einem Esel und einem Walfisch. Der Esel stand dafür, durchzuhalten, sich genügsam durchzubeißen, stur auf einem Weg zu bleiben. Damit beschrieb sie ihre Arbeitssituation, die sehr belastend und herausfordernd war. Aufgrund ihres Perfektionismus kam es nicht infrage, einfach aufzugeben, weshalb sie sich selbst immer wieder antrieb, obwohl sie eigentlich schon nicht mehr konnte. Der Walfisch stand für ihre große Sehnsucht danach, Pause zu machen, einfach unterzutauchen, unerreichbar für alle zu sein. Um eine Lösung für die Situation zu erreichen, war es nötig, diese beiden Tiere und damit die extrem verschiedenen Bedürfnisse in Kontakt miteinander zu bringen. Spontan kam ihr die Idee, wenn der Esel in ein kleines Ruderboot steigen würde, dann könnte er sich dem Walfisch nähern. Sie stellte sich vor, wie der Walfisch vorsichtig, rücksichtsvoll ganz langsam dahinschwamm, während sich der Esel im Boot auf etwas wackeligen Beinen mutig annähern konnte. Beide rieben sich dann vorsichtig Schulter an Schulter und konnten so auch miteinander reden und einen Kompromiss aushandeln.

Vielleicht klingt dies für Sie nach ziemlich wilder Fantasie. Doch mit solch einer Metaphernarbeit wiegt ein Problem nicht mehr so schwer, etwas Humor kommt mit dazu, die Bilder wirken stark auf unser Unbewusstes und bleiben daher nachhaltig im Gedächtnis hängen. Es entsteht Akzeptanz für beide Bedürfnisse (Schulter an Schulter), sodass in der realen Situation viel leichter Kompromisse und Lösungen für eine Veränderung gefunden werden. Probieren Sie es aus! Im oben genannten Beispiel sah die Lösung so aus, dass die Klientin für ihren Arbeitstag klare Pausen einplante und sich vor allem Regeln setzte, wann sie im Büro Schluss machen wollte. Auch entschied sie, nicht mehr sonntags in die Arbeit zu fahren oder sich Akten mit nach Hause zu nehmen. So konnte sie anfangen, mehr auf sich und ihre Ruhebedürfnisse zu achten. Manche Präsentationen konnte sie nun nicht mehr so »hübsch formatieren«, wie sie es früher getan hatte, aber dieses Unperfektsein nahm sie für mehr Freizeit gern in Kauf …

Veränderungen fangen oft mit kleinen Dingen an, die auf den ersten Blick ganz unspektakulär erscheinen. Aber auch diese kleinen Veränderungen werden insgesamt ihre Wirkung zeigen.

ÜBUNG:
VERHANDELN SIE MIT SICH SELBST

Für diese Übung setzen Sie sich am besten in einen Sessel. Achten Sie während der Übung darauf, dass Sie Ihre Beine und Arme nicht kreuzen. Stellen Sie die Füße nebeneinander auf den Boden. Legen Sie Ihre Unterarme seitlich auf die Armlehnen, sodass Ihre geöffneten Hände nach oben zeigen. So können Sie sich vorstellen, dass Sie in jede Hand einen Ihrer Anteile platzieren. Schließen Sie, während Sie sich mit Ihren Gedanken beschäftigen, die Augen. Nach jedem Schritt holen Sie sich kurz wieder ins Jetzt zurück und notieren Ihre wichtigsten Gedanken. Statt Tiere können Sie auch Figuren wie Hexe, Magier, Königin, Kind, weise Frau … nutzen.

1. Welche Teile, welche Bedürfnisse geraten in Ihnen immer wieder in Konflikt? Beschreiben Sie Ihre typische Situation.

2. Trennen Sie die beiden Teile und legen Sie fest, in welcher Hand Teil A und wo Teil B platziert werden soll.

3. Prüfen Sie nacheinander, was Teil A und was Teil B für Sie Gutes tun will.

4. Welches Tier/welche Figur steht für Teil A und welches Tier/welche Figur fällt Ihnen für Teil B ein? Was ist typisch für das jeweilige Tier/die jeweilige Figur?

5. Was könnte Tier/Figur A von Tier/Figur B lernen und umgekehrt? Was fällt Ihnen noch ein?

6. Wie können die beiden Tiere/Figuren in Kontakt miteinander kommen, welche Vereinbarung können sie miteinander treffen, damit beide zu ihrem Recht kommen?

7. Sind beide Tiere/Figuren zufrieden? Gibt es Einwände? Falls ja, welche Bedingungen brauchen die beiden, damit sie mit der Lösung einverstanden sind?

8. Wenn Sie Ihre »tierischen/figürlichen Lösungen« auf die Wirklichkeit übertragen, was konkret bedeutet das? Was wollen Sie ab jetzt anders machen?

9. Stellen Sie sich nun eine spezielle Situation vor, in die Sie in Kürze kommen werden. Was genau werden Sie dann anders gemacht haben?

Noch ein Beispiel aus dem Coaching

Eine Klientin schwankte immer wieder zwischen ihrem Bedürfnis nach Loslassen und dem nach Sicherheit und Kontrolle. Sie wollte loslassen, um freier leben und neue Erfahrungen machen zu können. Mit ihrem Bedürfnis nach Sicherheit und Kontrolle wollte sie sich schützen, Verletzungen und Schmerz vermeiden. Sie wählte einen Adler, der frei, stark und majestätisch sein Leben gestaltet. Für ihr anderes Bedürfnis wählte sie eine Schnecke, die langsam und einschätzbar ist und sich bei Bedarf immer sofort in ihr Haus zurückziehen kann. Auf die Frage, was die beiden voneinander lernen können, sagte die Klientin: »Der eine Demut, die andere Mut«. Demut bedeutete, dass zu unrealistische Ziele ihr nicht gut täten, jedoch etwas Mut zur Veränderung schon angesagt wäre – ein gutes Mittelmaß also, mit dem man sich noch nicht überfordert.
Die Tiere begegneten sich am Boden. Der Adler neigte sich, die Schnecke reckte sich, sodass sie sich in die Augen sehen konnten. Die Klientin stellte sich dann vor, dass die Schnecke ins Haus kroch und der Adler mit ihr hoch auf einen Felsen flog, wo sie eine tolle Aussicht hatte und wo sie in ihrem kurzen Leben allein nie hingekommen wäre. Bedingung war aber, dass sie während des Fluges nicht nach unten schauen musste, und der Adler akzeptierte, dass sie das Fliegen nicht genießen konnte. Beide Tiere gingen also durchaus respektvoll miteinander um: Die Schnecke, indem sie allen Mut zusammennahm, um sich auf die Welt des Adlers einzulassen, und der Adler, indem er akzeptierte, dass die Schnecke mitmachte, jedoch zu ihren Bedingungen. Für eine Schnecke, die sonst mit ganz viel Bodenhaftung unterwegs ist, ist es schließlich schon eine ungeheuerliche Leistung, sich einem Adler anzuvertrauen, zu fliegen und von so weit oben die Welt zu betrachten. Was hieß das nun konkret? Für die Klientin wurde deutlich, dass sie den

Adler in sich schon fliegen lassen darf, aber vielleicht nicht ganz so hoch. Denn schließlich gab es ja auch noch den anderen Teil in ihr, der sich erst an diese neue Freiheit gewöhnen musste. Dieser Teil brauchte auf jeden Fall noch ein wenig Zeit, um Schritt für Schritt mutiger zu werden. Sie fertigte also eine lange Ideenliste dazu an, was sie schon immer mal tun wollte, und begann so ganz im Kleinen, neue Dinge anzugehen.

Mit Selbstwirksamkeit das eigene Leben gestalten

Hoffentlich sind Sie nach den vorangegangenen Übungen in diesem Kapitel schon überzeugter, dass Sie die nötigen Fähigkeiten haben, um auch mit schwierigeren Herausforderungen fertig zu werden, und dass es gelingen könnte, dafür notwendige Veränderungen anzugehen. Doch vielleicht fehlt Ihnen noch ein wenig die Motivation. Ein guter Freund von mir zitiert gern Erich Kästner in leicht abgewandelter Form: »Es gibt nichts Gutes, außer ICH tue es.« Was brauchen Sie also, um Ihr Leben in die Hand zu nehmen und es zu gestalten? Was motiviert, was begeistert Sie? Welche Vorstellung ist für Sie so attraktiv, dass Sie sich entscheiden können, sie tatsächlich zu verwirklichen?

Das Rubikon-Modell

»Ich sollte endlich wieder abnehmen, mehr Sport treiben, regelmäßig meinen Akku aufladen, eine Weiterbildung machen, mal wieder in ein Konzert gehen …« Mit »sollte« oder »ich müsste mal wieder« werden Sie wenig verändern. Irgendwann müssen Sie sich entscheiden, Ihr Vorhaben umzusetzen, so wie Julius Cäsar, der am Fluss Rubikon entschied, diesen zu überqueren, und dann sprach:

»Die Würfel sind gefallen.« Er hatte zu diesem Zeitpunkt noch keine Ahnung, ob die Invasion erfolgreich sein würde oder zum Scheitern verurteilt war. Nach dem Überschreiten des Grenzflusses gab es jedoch kein Zurück mehr. Aus dieser geschichtlichen Begebenheit hat die Psychologie das Rubikon-Modell abgeleitet. Nach der Überschreitung des Rubikons ist die Entscheidung für eine Handlungsmöglichkeit gefallen, ein Zurück ist dann (theoretisch) nicht mehr möglich. Im Rubikon-Modell werden die folgenden vier Phasen unterschieden.

Die Phase des Abwägens

In dieser Phase begibt man sich gezielt auf die Suche nach Informationen, um entscheiden zu können, ob und welches Ziel man erreichen möchte. Am Ende dieser Phase steht die Entscheidung für eine Variante.

Die Planungsphase

Hier ist die Aufmerksamkeit mehr auf solche Informationen gerichtet, die zur Umsetzung nötig sind, da es nun darum geht, wie wir das Ziel erreichen können.
Ein kleines Beispiel aus der Coachingpraxis verdeutlicht diese Phasen: Eine Klientin Mitte 30 war unzufrieden mit ihrer beruflichen Situation. Sie hatte die letzten Jahre als Assistentin der Geschäftsleitung bei ihrem Vater gearbeitet. Ihre große Leidenschaft war das Reiten. Sie liebäugelte mit der Idee, komplett neu anzufangen und therapeutisches Arbeiten mit Pferden zu ihrem Beruf zu machen. Sie hatte jedoch keine konkrete Vorstellung, wie solch ein Ziel erreichbar wäre, welche Voraussetzungen dafür nötig sind, wie die Verdienstmöglichkeiten aussehen und so weiter. Nachdem sie alle Informationen zusammengetragen hatte, konnte sie sich bewusst

entscheiden, Ihren neuen Berufswunsch aufzugeben und ihn stattdessen als Hobby weiterzuentwickeln. Ihr war klar geworden, welche Konsequenzen und Einschränkungen ein solcher Neustart für sie bedeutet hätte. Auf dieser Basis konnte Sie dann mit gutem Gefühl mit ihrem Vater über ihre Lust auf eine Veränderung sprechen und sich in aller Ruhe außerhalb des Familienunternehmens bewerben. Sie blieb zwar in der alten Branche, suchte sich aber eine neue Herausforderung: ein Kompromiss, der für sie stimmig war.

Die Handlungsphase

Bei dieser Phase, die nach dem Planen erfolgt, ist es wichtig, das eigene Handeln ausdauernd auf das Ziel auszurichten, sich nicht ablenken zu lassen, nicht weich zu werden. Bei Schwierigkeiten brauchen wir Flexibilität, um die Handlung den Umständen anzupassen. Mit jedem Mal werden Sie mehr trainiert sein und die Bewältigung gelingt leichter. Wenn's mal schiefgeht, so ist das völlig okay. Sie sollten jedoch dranbleiben. Zum Glück ist nicht jede Aufgabe so komplex wie die Erfindung der Glühbirne. Angeblich hat Edison 1000 Versuche gebraucht, bis er erfolgreich war.

Angenommen, Sie haben sich vorgenommen, regelmäßig zu joggen: Stellen Sie sich vor, Sie liegen morgens im kuscheligen Bett und fangen in diesem Moment wieder an, abzuwägen, ob Sie joggen gehen oder ob nicht. Wenn Sie jetzt hinter Ihre bereits in den vorhergehenden Phasen getroffene Entscheidung zurückfallen und liegen bleiben, wenn Sie dies zwei- bis dreimal zulassen, dann werden Sie Ihr Ziel vermutlich aufgeben.

Entscheidend dafür, ob Sie Ihr Ziel weiterverfolgen, ist Ihre Willensstärke. Sagen Sie sich: »Ich habe mich entschieden! Ich will!« Hilfreich ist zudem, sich immer wieder auf den Nutzen des Ziels zu fokussieren: »Was habe ich davon, wenn ich das Ziel erreiche?

Wofür ist das gut?« Reden Sie auch mit Menschen in Ihrem Umfeld über Ihr Vorhaben. Verpflichten Sie sie, nach Ihren Fortschritten zu fragen. Und visualisieren Sie Ihr Tun. Ein Beispiel: In einer früheren Wohnung hatte ich direkt neben der Wohnungstür eine kleine Säule. Mein Vorsatz war, dreimal pro Woche joggen zu gehen, und ich wollte zunehmend längere Strecken laufen. Nach jedem Laufen notierte ich auf einer Moderationskarte das Datum und ein Kürzel für die gelaufene Strecke (»01.05.: Wöhrder Wiese«, »02.05: Zweite Brücke«, »04.05.: Satzinger Mühle«). Diese Karten klebte ich an die Säule, beginnend an der Fußleiste. Das Anwachsen meiner Kartensäule freute mich riesig. Klar hatte ich auch Rückschritte, wo ich nur Lust auf eine kleine Runde hatte. Wichtig war jedoch dranzubleiben und weiterzumachen. Mit jedem Mal Laufen konnte ich sehen und anhand meiner Fitness auch spüren, dass ich meinem Ziel immer näher kam.

Die Bewertungsphase

Diese Phase erfolgt meist fast parallel zur Handlungsphase. Wir beurteilen, ob die Handlung ein Erfolg war oder nicht, ob eventuell Nachbesserungen erforderlich sind oder ob das eigentliche Ziel verändert werden muss. Um auf mein Beispiel zurückzukommen: Anhand der Karten an der Säule konnte ich gut bewerten, ob meine Handlungen ein Erfolg oder Misserfolg waren – gemessen an meinem Ziel, dreimal pro Woche zunehmend längere Strecken zu joggen. So hätte ich gegebenenfalls meine Strategie oder mein Ziel zwischendrin verändern können.

Abwägen, Planen, Handeln und Bewerten – diese vier Schritte können Sie für viele Vorhaben nutzen. Entscheiden Sie: Was wollen Sie für sich angehen und entwickeln? So fangen Sie an, Verantwortung für sich zu übernehmen. Und das ist der nächste Schlüssel.

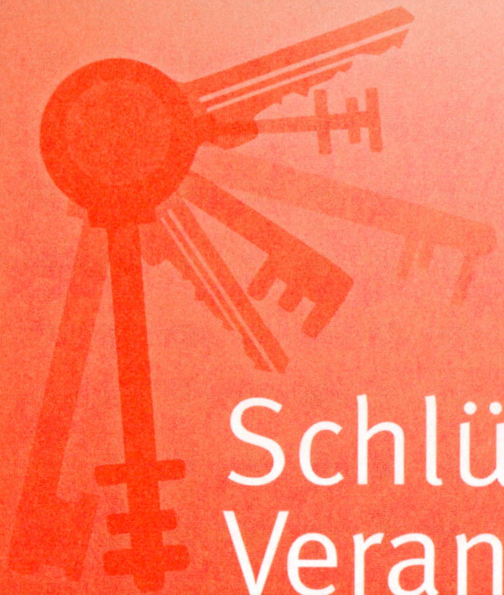

Schlüssel 4: Verantwortung

In diesem Kapitel erfahren Sie, wie wichtig und bereichernd es ist, die Verantwortung für das, was man erlebt oder erlebt hat, zu übernehmen. So haben Sie nicht länger das Empfinden, Ihrem Schicksal ausgeliefert zu sein. Sie steuern Ihre Gefühle selbst und sorgen auf diese Weise aktiv für Ihr Wohlbefinden.

Mein Anteil, dein Anteil – oder Schicksal?!

Jeder Mensch geht anders mit schwierigen Situationen um. Eine weitverbreitete und sehr praktische Haltung ist es, immer den anderen die Schuld zu geben. Denn dann liegt keinerlei Verantwortung bei einem selbst, und man braucht nichts am eigenen Verhalten zu ändern. Mithilfe dieser Strategie kann man sich zumindest »intakt« fühlen »Wenn der andere schuld ist, kann ich ja nichts dafür!« Auch wenn man schimpft, sich über andere aufregt, befreit das im ersten Moment und gibt einem eine Weile das Gefühl, seinen Selbstwert zu bewahren. Doch wirklich gut funktioniert das nicht, denn Konflikte werden auf diese Weise nicht gelöst, wir treten auf der Stelle und verweilen viel zu lange bei negativen Gefühlen. Besonders in Beziehungen lässt sich diese selbst gewählte Opferrolle oft beobachten. Da man selbst nicht an den Schwierigkeiten schuld ist, muss es ja am anderen liegen. Fast immer gipfeln die Konflikte in der Forderung, dass der andere sich ändern müsse. Weil Menschen das nur in den allerseltensten Fällen tun, erfolgt meist irgendwann die Trennung. Doch die Konflikte wiederholen sich oft in der nächsten Beziehung, denn die eigenen Einstellungen und Handlungen wurden ja nie infrage gestellt. Da gibt es meiner Überzeugung nach nur einen Ausweg: Wir müssen unsere Einstellungen ändern und die Verantwortung für unseren Anteil an den Schwierigkeiten übernehmen. Wenn wir unsere Verhaltensmuster ändern, wenn wir unsere Reaktionen auf andere Menschen ändern, dann ändern sich zwangsläufig auch die anderen.

Umgang mit Schwierigkeiten

Auch wie wir mit Schicksalsschlägen umgehen, ist sehr unterschiedlich. Wenn wir beispielsweise unverschuldet einen Unfall erleiden oder unsere Firma Insolvenz anmelden muss, werden wir zu einem echten Opfer. Doch ob wir wieder Lebensmut schöpfen, das liegt in unserer Hand.

In allen schwierigen Lebenslagen, ob selbst verschuldet oder nicht, ist es wichtig, die Verantwortung für sich selbst zu übernehmen, um die seelische Widerstandskraft eines Stehaufmännchens zu erhalten. Eine Haltung, die nicht selbstverständlich ist, weil wir dazu neigen, uns bei Problemen und Schwierigkeiten erst einmal mit Alkohol, mit Essen, mit Fernsehen oder auch mit exzessivem Sporttreiben zu betäuben, um den Schmerz, den Verlust, die Verletzung nicht so intensiv zu spüren. Manche Menschen machen besonders nach einer Trennung oder einem Todesfall auch einfach weiter wie bisher, um der schmerzlichen Situation nicht ins Auge sehen zu müssen. So gerät die eigene Basis erst mal nicht ins Wanken und sie fühlen sich noch vermeintlich sicher.

Schutzmechanismen wirken nur kurz

All dies sind Schutzreaktionen, man will etwas nicht wahrhaben und versucht es zu verdrängen. Anfangs ist das völlig in Ordnung. Irgendwann werden wir uns jedoch mit der Situation auseinandersetzen müssen. Dinge, die nicht verarbeitet sind, Erinnerungen der Art »Was der/die mir angetan hat …«, haben nämlich die unangenehme Angewohnheit, immer wieder in unserem Bewusstsein aufzublitzen. Im Moment des Erinnerns kommt auch das mit der Erinnerung verbundene Gefühl wieder hoch. Dasselbe gilt für Gedanken wie: »Das ist so ungerecht! Warum musste ausgerechnet mir das passieren?«

Belastendem ins Auge sehen

Dass etwas innerlich noch an Ihnen nagt, dass das Erlebte Sie noch immer belastet, merken Sie vor allem an Ihren körperlichen Reaktionen, also wenn sich beim Gedanken daran Ihre Atmung verändert und Ihnen möglicherweise eng um die Brust wird. Es heißt so schön: »Die Zeit heilt alle Wunden. Mit der Zeit tut es nicht mehr so weh.« Trotzdem sollten Sie irgendwann anfangen, sich mit dem belastenden Thema, der schwierigen Situation zu befassen. Wir können Erlebtes nicht rückgängig machen. Auch die aktuellen Umstände können Sie sich – leider – nicht immer aussuchen.

Jedoch können Sie entscheiden, wie Sie damit umgehen (siehe auch ab Seite 177). Von Ben Furmann, einem Psychotherapeuten, stammt der Buchtitel »Es ist nie zu spät, eine glückliche Kindheit zu haben«. Auch seine Botschaft lautet, dass wir die Vergangenheit nicht stets als Ursprung aller Probleme sehen müssen, nach dem Motto »Wir als Opfer unserer Kindheit oder auch der jüngeren Vergangenheit«. Stattdessen können wir sie als eine Quelle der Kraft begreifen. Mit dieser Haltung entscheiden wir selbst, wie wir uns zu unserer eigenen Geschichte stellen, und übernehmen damit die Verantwortung für unser aktuelles Wohlbefinden.

Gefühlsimpulse nutzen

Die meisten Menschen richten sich gern in Gewohnheiten ein, reden sich dann auch Situationen schön, verharren weiter in Lebensverhältnissen, die ihnen schon lange nicht mehr gut tun. Sei es in einer Partnerschaft, in der sie sich langweilen oder regelrecht unglücklich fühlen, sei es in einem Job, der sie keinen Schritt weiterbringt. Klar, es kann durchaus ein »Wagnis« sein, genau hinzusehen, weil wir dann möglicherweise etwas ändern müssen. Vielleicht schwingt auch Angst vor der Veränderung mit, da wir im Vorhinein nicht wissen, ob es uns danach wirklich viel besser geht. Unbewusst wägen wir immer ab, was wir durch ein Verhalten gewinnen, und was der Preis dafür ist.

Wenn Sie ein unterschwelliges Gefühl von Unzufriedenheit empfinden oder sich unglücklich fühlen, machen Sie sich in der Übung auf der nächsten Seite Ihre Wahrnehmungen bewusst. Beobachten Sie Ihre Gedanken und Gefühle. Nur was Sie klar erkennen, können Sie aktiv verändern. Nehmen Sie nun Ihr Resilienz-Notizbuch zur Hand und ziehen Sie sich für rund 20 Minuten zurück, in denen Sie sich möglichst nicht stören lassen sollten.

SELBST-CHECK: ANALYSIEREN SIE IHRE AKTUELLE LEBENSSITUATION

Notieren Sie nun in aller Ruhe Ihre Beobachtungen zu Ihrer aktuellen Lebenssituation:

- **Womit sind Sie unzufrieden? Geben Sie sich oder auch anderen die Schuld, dass es ist, wie es ist? Wer soll sich ändern?**
- **Als Nächstes notieren Sie, wie Sie sich verhalten, wie Ihre Umwelt auf Sie reagiert. Schreiben Sie ehrlich Ihre Gedanken und Bewertungen zu der Situation auf.**
- **Fragen Sie neutrale Personen in Ihrem Umfeld, wie diese die Situation wahrnehmen.**
- **Prüfen und unterscheiden Sie, was Fakten und was Interpretationen sind. Werden Sie selbstkritisch, wenn Sie sich beim Schlechtmachen oder Schönreden ertappen.**

Nutzen Sie Ihre fünf Sinne, fahren Sie Ihre Antennen aus, trauen Sie Ihrem inneren Sensor, um Unstimmigkeiten in Ihrem Leben, in Ihrem Umfeld frühzeitig zu entdecken.

Übung zur eigenen Stärkung: Assoziieren und Dissoziieren

Kennen Sie Situationen, in denen Sie ganz in dem, was Sie gerade tun, aufgehen? Vielleicht wenn Sie ein Bild malen und dabei alles um sich herum vergessen. Oder wenn Sie im Kino sitzen und sich so intensiv mit dem Leid des Helden identifizieren, dass Sie mitweinen müssen. Oder wenn Sie Sex mit allen Sinnen genießen. In solchen Momenten sind Sie assoziiert, also mit Ihren Gefühlen mitten in der Situation. Bei positiven Gefühlen ist eine solche Hingabe sicher erstrebenswert. Doch wenn Sie in Ihren negativen Emotionen gefangen sind, ist es wichtig, dass Sie sich dissoziieren, also in Ihrem inneren Erleben auf Abstand gehen, sich quasi auf eine Beobachterposition begeben können.

Abstand zu belastenden Dingen gewinnen

Testen Sie einmal kurz den Unterschied, indem Sie sich an Ihr heutiges Frühstück erinnern. Stellen Sie sich vor, wie Sie am Tisch sitzen. Sicherlich sind Ihre Gefühle jetzt noch völlig neutral. Wenn Sie sich nun jedoch vorstellen, wie es war, als Sie Ihren ersten Schluck Kaffee, Tee oder Saft genommen haben, dann kommt das Gefühl, das Sie in diesem Moment empfunden haben, wieder auf, und schon können Sie auch den köstlichen Geschmack wahrnehmen. Jetzt bitte noch mal wechseln: Betrachten Sie sich wieder einfach nur von außen – wie auf einem Foto –, wie Sie beim Frühstück sitzen. Das Gefühl und der Geschmack werden allmählich nachlassen und schließlich ganz verblassen.

Diese Technik ist sehr nützlich in Situationen, um wieder denkfähig zu werden, um eine Situation realistisch wahrnehmen zu können. Dies gilt sowohl, wenn wir in »himmelhoch jauchzender« Stimmung sind, als auch in »zu Tode betrübter«. Und dies gilt vor allem für erinnerte Situationen, die Sie immer noch belasten.

In der folgenden Übung können Sie diese Technik des Abstandnehmens gleich ausprobieren. Nehmen Sie sich etwa 30 Minuten Zeit. Ziel der Übung ist, Ihre Gefühlsreaktionen bewusst zu verändern.

ÜBUNG: AUF ABSTAND GEHEN

1. Wählen Sie eine Erinnerung aus, die Sie immer noch belastet, die für Sie unangenehm ist.
2. Stellen Sie sich vor, Sie sitzen in der Mitte eines Kinos und Sie können auf der Leinwand ein Schwarz-Weiß-Foto sehen, das Sie kurz vor Entwicklung der unangenehmen Gefühle zeigt.
3. Schauen Sie von Ihrem Platz auf die Leinwand und verwandeln Sie nun das Foto in einen Schwarz-Weiß-Film, den Sie sich von Anfang bis kurz nach dem Ende der unangenehmen Erfahrung anschauen.
4. Halten Sie nun den Film an, steigen Sie hinein und lassen Sie den Film rückwärts ablaufen, sodass alles in umgekehrter Reihenfolge passiert – so als wenn der Film zurückgespult würde. Sie können den Film zuerst in Schwarz-Weiß rückwärts laufen lassen, dann noch mal in Farbe (wie in der Realität). Wichtig: Das Zurückspulen soll in wenigen Sekunden erfolgen.
5. Lassen Sie jetzt den Film nochmals vorwärts laufen. Wie haben sich Ihre Erinnerungen daran verändert? Was empfinden Sie jetzt im Gegensatz zu vorher?

Sie können Ihren Film auch mit Karnevalsmusik unterlegen, die Stimmen höher oder tiefer klingen lassen, den Personen Pappnasen oder Zipfelmützen verpassen, die Farben verändern, sodass sich Ihre Gefühle zu der Erinnerung leichter verändern lassen. Experimentieren Sie ruhig ein bisschen!

Mit Verantwortung für sich selbst sorgen

Im beruflichen Kontext bekommen wir in der Regel aufgrund einer Stellenbeschreibung klare Informationen, wofür wir genau verantwortlich sind. Für das eigene Leben in seiner Gesamtheit gibt es das leider nicht. Jeder Mensch muss im Rahmen der gesellschaftlichen Regeln und unter Berücksichtigung seines Gewissens für sich selbst entscheiden, was er tun oder nicht tun will.

Dies ist natürlich nur möglich, wenn wir echte Handlungsfreiheit haben, also aufgrund der eigenen Entscheidung auch tatsächlich anders handeln könnten. Selbstverantwortung bedeutet folglich, dass wir zu dem, was wir tun oder unterlassen, stehen und die Konsequenzen dafür tragen. Zudem haben wir Mitverantwortung für andere, die noch nicht oder nur mehr teilweise Verantwortung für sich selbst übernehmen können, zum Beispiel für unsere Kinder oder für unsere betagten Eltern. Übernehmen Sie Verantwortung für sich, für Ihre aktuelle und zukünftige Lebenssituation!

Diesen Nutzen werden Sie ernten:

- Ihr Wohlbefinden hängt von Ihnen ab und nicht davon, wie sich andere Ihnen gegenüber verhalten. Sie entscheiden mit Ihren Überzeugungen, die Sie von sich haben, darüber, wie Sie sich fühlen. Und Ihre Gefühle können Sie selbst steuern.
- Sie sind in Ihrem Tun nicht von anderen und deren Zustimmung abhängig. Sie können entscheiden, was Sie für richtig halten. Sie können Ihre Kriterien definieren, die Sie in Ihrem Handeln leiten.
- Sie sind nicht Opfer anderer Menschen oder der Umstände, sondern Sie haben Wahlmöglichkeiten. Sie können je nach Situation immer wieder neu prüfen, welcher Weg der beste ist, um Ihre Wünsche und Ziele zu verwirklichen.

Mit Umsicht auf den eigenen Bauch hören

Ein zentraler Aspekt der Selbstverantwortung beinhaltet, dass Sie Ihre eigenen Grenzen wahrnehmen und respektieren. Gerade Menschen, die gewohnt sind, recht selbstständig zu agieren, sind in der Regel sehr leistungsorientiert, sehen sich selbst als stark belastbar an und übertreiben dann ihren Einsatz. Das trifft gleichermaßen auf eine Mutter zu, die optimal für ihre Kinder sorgen möchte, wie auf eine karriereorientierte Person, die meint, alles selbst machen zu müssen, und alles im Griff haben will. Wichtig ist, dass wir lernen, auf unsere innere Stimme zu hören.

Sicherlich haben Sie schon mal vom Nutzen von Pro-und-Contra-Listen gehört. Mit dieser Strategie sammeln Sie möglichst viele Argumente für oder gegen eine Entscheidung. Mit dem Bauchgefühl beschreiten Sie den genau entgegengesetzten Weg. Sie spüren »aus dem Bauch heraus«, ob etwas passt oder nicht.

Der Psychologe Gerd Gigerenzer beschreibt Bauchgefühl oder Intuition als Urteil, das rasch im Bewusstsein auftaucht, dessen tiefere Gründe uns nicht ganz bewusst sind und das stark genug ist, um danach zu handeln. Nach seinen Studien sind gerade bei komplexen Sachverhalten unsere Bauchentscheidungen deutlich besser als rationale Entscheidungen.

Auf die innere Stimme achten

Das Bauchgefühl lässt sich trainieren, indem Sie damit anfangen, mehr auf Ihre Gefühle und Bedürfnisse zu achten. Vielleicht hatten Sie schon mal so ein Erlebnis: Sie kommen in ein Gebäude oder betreten einen Raum und sofort merken Sie, dass Ihnen dort irgendwie unbehaglich zumute ist. Oder Sie begegnen einem Menschen und intuitiv sagt Ihnen irgendetwas: »Vorsicht.« Überlegen Sie: Tun Sie immer das, was Sie tun wollen? Wie oft passen Sie sich an, bewerten die Wünsche anderer als wichtiger? Stellen Sie sich diese Szene vor: Sie haben einen freien Tag, die Sonne scheint und Sie möchten einen kleinen Ausflug an Ihren Lieblingssee machen. Das Glitzern der Sonne auf dem Wasser ist für Sie ein Lebenselixier. Schön wäre natürlich auch, wenn Ihr Partner mitkäme. Er macht dann den Vorschlag: »Fahren wir doch in die Berge und auf dem Rückweg können wir noch meine Eltern besuchen.« Ihr Gewissen sagt zu Ihnen: »Richtig, da müssen wir uns auch mal wieder sehen lassen.« Und schon stimmen Sie aus Vernunftgründen zu, obwohl Sie doch so gern an den See gefahren wären. Dieses Beispiel können Sie sicherlich auf viele andere Situationen übertragen, in denen Sie zu wenig auf Ihre innere Stimme gehört haben. Verstehen Sie mich nicht falsch: Ich halte Kompromisse durchaus für notwendig im Zusammenleben. Auch ein Zurückstecken der eigenen Wünsche kann dazugehören, jedoch sollte das nicht ständig passieren, denn sonst haben Sie plötzlich das Gefühl, dass Ihr Partner noch nie Rücksicht auf das, was Ihnen wichtig ist, genommen hat, und Sie überhaupt nicht versteht. Solche extremen Gefühle bauen sich nur auf, wenn wir zu lange nicht hinsehen und unser Unterbewusstsein das Ruder übernimmt. Unser Körper ist jedoch ein unbestechlicher Ratgeber, wenn wir bereit sind, auf seine Signale zu hören. Achten Sie also auf das Ziehen oder Grummeln im Bauch, das Ihnen bedeutet, dass etwas für Sie nicht stimmig ist. Denn nur dann können Sie gegensteuern.

Burnout entgegensteuern

Eine Freundin klagte schon länger über anhaltende Schlaflosigkeit. Sie ist selbstständig, recht erfolgreich und steht meistens unter Strom. Sie trieb sich lange Zeit ständig mit »ich muss« an und war sich selbst eine sehr strenge Chefin. Zwischen Weihnachten und

Neujahr wollte sie endlich mal alles Liegengebliebene abarbeiten. Wegen ihrer Schlaflosigkeit ging sie kurz vor den Feiertagen noch zu ihrem Coach. Dieser weigerte sich jedoch nach kurzer Situationsklärung mit ihr zu arbeiten, da aus seiner Sicht einfach nur Pausemachen angesagt war. Letztlich flog meine Freundin dann nach Ägypten – ohne Notebook, das war die Bedingung – nur mit ein paar leichten Romanen im Gepäck. Die Ablenkung mit Lesen und ein paar Ausflügen im Land der Pharaonen versorgte sie mit neuer Kraft, sodass ihre Schlaflosigkeit danach deutlich abnahm. Entscheidend war jedoch auch, dass ihr im Urlaub bewusst geworden war, dass sie Raubbau an sich trieb, und sich daheim angekommen neue Regeln für ihre Tagesgestaltung mit entsprechenden Pausen gab.

Besser für sich selbst sorgen

Verantwortung für sich zu übernehmen bedeutet also, sich selbst mit den eigenen Stärken und Schwächen anzunehmen, auf seine innere Stimme zu hören und auf sich zu achten, sich klar darüber zu sein, wozu man Ja und wozu man Nein sagt, zu wissen, wann man auftanken muss, bevor man wieder lossprintet. Für sich zu sorgen, so wie es gerade unseren Bedürfnissen entspricht, das ist verantwortliches Handeln. Um frei handeln zu können – im Jetzt und in der Zukunft – sollten Sie sich zudem noch mal aktiv mit Ihrer Vergangenheit befassen.

Loslassen, was nicht (mehr) zu mir gehört

Beim ersten Schlüssel haben Sie bereits angefangen, Akzeptanz zu üben, da wir Dinge, die vorbei sind, eh nicht mehr ungeschehen machen können. Trotzdem tragen wir oft irgendwelche Altlasten mit uns herum. Das gilt besonders für zwischenmenschliche Beziehungen, egal ob es die Nachbarn, Kollegen, die Familie oder den

Expartner betrifft. Bei solchen Konflikten sind immer mindestens zwei Seiten beteiligt, woraus sich eine Eigendynamik entwickelt. Daher ist meiner Meinung nach eine Schwarz-Weiß-Sicht bezüglich Opfer und Täter nicht angebracht. So weiß ich zum Beispiel, dass meine Ehe zum Teil deshalb auseinanderging, weil ich meine Rolle als Ehefrau zu selbstverständlich genommen, nichts für die Zweisamkeit getan, sie nicht genährt oder aktiv gestaltet habe. Trennungen hat bestimmt jeder schon erlebt. Und fast immer entstehen in solchen Phasen Verletzungen. Mit gekränktem Herzen schauen wir auf die gemeinsame Zeit zurück, gegenseitige Vorwürfe und vor allem subjektive Wahrheiten machen sich breit. Diese Altlasten aus schlechten Erinnerungen und Schmerzen sollten Sie unbedingt bereinigen. Was Sie nicht loslassen, hat noch Macht über Sie und kann Sie immer wieder beeinträchtigen. Loslassen erreichen Sie, indem Sie wertschätzen und verzeihen.

Schmerzhafte Erinnerungen bereinigen

Eine Kollegin arbeitet im Coaching zur Bereinigung solcher Erfahrungen und Verletzungen meist mit dem Bild einer Brücke, auf der sich die beiden beteiligten Personen begegnen. Das Bild der Brücke steht für eine Verbindung zwischen zwei verschiedenen Seiten, ein Ort, wo sich zwei Menschen, die verbunden waren, treffen können, wobei jetzt jeder von einer anderen Seite herantritt und man auch wieder in verschiedene Richtungen auseinandergeht. Bei dieser mentalen Übung geht es im ersten Schritt darum, sich bewusst zu machen, was man alles Positives in der Beziehung erfahren und gelernt hat, und sich dafür zu bedanken. Im zweiten Schritt geht es um die Verletzungen, die Wut, die Enttäuschungen. Nachdem man sich die Verhaltensweisen bewusst gemacht hat, die eigenen und die des anderen, fällt es leichter zu verstehen, warum der andere so gehandelt hat. Im dritten Schritt gilt es, dem anderen zu verzeihen und auch sich selbst für den eigenen Anteil, den man am Geschehen hatte. Das heißt nicht, dass ich das, was passiert ist, gutheißen muss. Es heißt lediglich, dass ich vom anderen nicht mehr fordere, etwas anders zu machen, ihn für sein Verhalten nicht weiter anklage und dass ich auch mit mir ins Reine komme. Verzeihen kostet viel Kraft und Stärke, aber es kostet mindestens ebenso viel Kraft, in der Opferrolle zu bleiben und mit dem Schicksal zu hadern. Diese Übung kann helfen, den anderen in seiner Welt und eventuell auch in seiner Not zu verstehen. Wenn wir nicht loslassen, leben die Emotionen weiter. Loslassen ist die Bedingung, damit etwas Neues möglich wird, damit übernehmen wir wieder die Verantwortung für unser eigenes Leben und können offen für neue Erfahrungen werden.

ÜBUNG: VERZEIHEN UND LOSLASSEN

Suchen Sie sich einen angenehmen Ort, um diese Übung zu machen. Sie brauchen dafür nur Papier und Bleistift. Statt alles aufzuschreiben, können Sie es auch einfach laut aussprechen.

1. Wem und was möchten Sie verzeihen? Was können Sie nicht vergessen, was tut noch weh, auf wen sind Sie immer noch wütend, von wem fühlen Sie sich immer noch bedroht?
2. Stellen Sie sich eine schöne Landschaft vor und darin eine Brücke. Stellen Sie sich vor, Sie stehen auf der Brücke und Ihnen gegenüber steht die Person, der Sie verzeihen wollen.

3. Benennen Sie alles, was in der Beziehung mit dieser Person schön war – auch Kleinigkeiten. Bedanken Sie sich für diese Erfahrungen.
4. Dann schauen Sie sich das an, was nicht so schön war. Beschreiben Sie, wie Sie sich in den Situationen verhalten haben. Überprüfen Sie Ihre Bewertung Ihres damaligen Verhaltens. Vermutlich war es die bestmögliche Wahl, die Sie damals treffen konnten, und daher eine große Leistung (in einer bedrohlichen Situation kann auch Stillhalten die beste Lösung sein!).
5. Benennen Sie, wie sich die andere Person verhalten hat. Was war wohl der Grund für dieses Verhalten? Versuchen Sie, sich dabei wirklich in den anderen einzufühlen.
6. Prüfen Sie, was Ihr Beitrag zu der schwierigen Situation war (zum Beispiel, indem Sie durch ein früher gezeigtes Verhalten den anderen glauben machten, dass er durch Druck etwas erreichen könnte). Formulieren Sie einen Satz und sprechen Sie ihn laut aus: »Ich verzeihe mir, dass ich ...« Nehmen Sie wahr, was dieser Satz in Ihnen bewirkt.
7. Formulieren Sie einen Satz, mit dem Sie beschreiben, wie der andere sich verhalten hat, und sprechen Sie ihn laut aus: »Ich verzeihe dir, dass ...« Nehmen Sie wahr, wie dieser Satz bei Ihrem Gegenüber ankommt.
8. Bleiben Sie noch bei Ihrem Brückenbild. Schauen Sie Ihrem Gegenüber in die Augen, verweilen Sie einen Moment und verabschieden Sie sich dann.
9. Schreiben Sie auf, was Sie aus dieser Erfahrung gelernt haben und was Sie ab jetzt anders machen werden.

Rituale nutzen

Ein weiteres Hilfsmittel fürs Loslassen sind Rituale. So wie in manchen Gegenden der Winter in Gestalt eines Mannes aus Stroh verbrannt wird, können Sie Dinge, von denen Sie sich lösen wollen, einfach verbrennen. Dafür eignet sich ein Blatt Papier, auf das Sie Ihren Satz notieren (siehe Übung Seite 109): »Ich verzeihe dir, dass ...« Etwas einem Fluss anzuvertrauen ist auch ein altes Ritual, das in Asien zu verschiedenen Festen gepflegt wird. Dann schwimmen auf den Flüssen Tausende kleine brennende Lampions, die für neues Glück sorgen sollen. Erinnern Sie sich im Moment des Verbrennens oder Davonschwimmens noch mal kurz an die Erfahrungen und dann lassen Sie los. Prüfen Sie auch Ihre Wohnung und Ihr Büro. Was erinnert noch an Ihre »Altlasten«? Räumen Sie auf, räumen Sie um, entfernen Sie Bilder oder andere Erinnerungsstücke. Bereinigen Sie Ihr Umfeld.

Für jedes Ritual gilt: Nehmen Sie sich Zeit dafür, machen Sie sich Ihr Anliegen noch mal bewusst (Danken, Verzeihen, Verabschieden, Loslassen/Reinigen). Führen Sie Ihr Ritual konzentriert durch. Dann lassen Sie die Vergangenheit ziehen und fokussieren sich auf die Gegenwart. Sie werden staunen, wie die bisher gebundene Energie Sie neu stärken und fördern wird.

Zu verzeihen und loszulassen ist nicht einfach und braucht viel Kraft. Bei einigen Erfahrungen reichen die vorgestellten Übungen auch nicht aus. Suchen Sie sich im Zweifelsfall therapeutische Unterstützung. Sie werden sehen, es lohnt sich!

Übung zur eigenen Stärkung: Glaubenssätze ändern

Unsere inneren Überzeugungen – Glaubenssätze – sind Verallgemeinerungen, die uns Orientierung in der Welt geben. Glaubenssätze entstehen aufgrund eigener Erfahrungen und aufgrund von

Normen oder Meinungen anderer. Auch durch unsere Erziehung und im Rahmen der Sozialisation haben wir viele Glaubenssätze entwickelt. Wenn wir etwas glauben, dann verhalten wir uns auch so, als sei es wahr.

Glauben und Verhalten

Ein schönes Beispiel für diesen Glauben ist die Geschichte des Fliegens. In der Antike glaubte man, dass nur die Götter fliegen können. Im Mittelalter experimentierte Leonardo da Vinci mit diversen Flugmodellen, Anfang des 19. Jahrhunderts gelang dem Schneider von Ulm ein erster Kurz- beziehungsweise Sturzflug und seit Anfang des 20. Jahrhunderts wurden immer mehr Erfolgsberichte vom Fliegen veröffentlicht. Fliegen ist für uns heute Realität geworden. Dafür musste es Menschen geben, die glaubten, dass Fliegen möglich ist. Dieser Glaube beflügelte sie, trotz diverser Abstürze, ihre Konstruktionen und damit ihre Flugerfolge weiter zu perfektionieren. Der einschränkende Glaubenssatz »Ein Mensch kann nicht fliegen« wurde durch die Geschichte korrigiert, sodass wir heute formulieren können: »Ein Mensch kann mit Hilfsmitteln fliegen.« Hilfsmittel können unterschiedliche Dinge sein: eine Schaukel, ein Drachenflieger, ein Hubschrauber, ein Flugzeug. Je nachdem, wie Sie sich Ihre Glaubenssätze »basteln«, werden Sie unterschiedliche Möglichkeiten haben, was Sie in Ihrem Leben erleben und genießen können.

Mit Glaubenssätzen experimentieren

Glaubenssätze können uns unterstützen oder einschränken. In den vorigen Kapiteln sind Ihnen schon viele begegnet (zum Beispiel auf Seite 73 oder Seite 80). Bei den einschränkenden Glaubenssätzen würde es Ihnen gut tun, wenn Sie einfach mal experimentieren

TIPP: SPRICHWÖRTER ÜBERPRÜFEN

Prüfen Sie doch mal unterschiedliche Sprichwörter, sie wirken genauso wie Glaubenssätze. Welchen stimmen Sie zu? Welche Auswirkungen hat der jeweilige Satz für Ihr Handeln?

- **Schuster, bleib bei deinem Leisten.**
- **Jeder ist seines Glückes Schmied.**
- **Was Hänschen nicht lernt, lernt Hans nimmermehr.**
- **Unkraut vergeht nicht.**
- **Du bist wie ein Elefant im Porzellanladen.**
- **Der Esel nennt sich immer zuerst.**
- **Brave Mädchen kommen in den Himmel, böse überallhin.**
- **Liebe vergeht, Hektar besteht. (Fränkisch-schwäbische Weisheit)**

Wie lauten Ihre Sätze?

und die negativen Formulierungen in positive umwandeln: »Ich bin wichtig.« »Ich kann das.« »Dafür habe ich genau das richtige Alter.« »Ich darf tun, was mir gefällt.« Kommt Ihnen der letzte Satz vielleicht bekannt vor? Denken Sie dabei an ein sommersprossiges Mädchen, völlig außerhalb der Normen, fast immer lachend und mit guter Laune? Klar, das ist der Slogan von Pippi Langstrumpf: »Ich mach mir die Welt, wie sie mir gefällt.« Vielleicht wäre sie ein gutes Modell, an dem Sie lernen können, wie Sie Ihre eigene Welt mit Spaß und ganz viel Selbstvertrauen gestalten können.

INFO: UNTERSCHIEDLICHE GLAUBENSSÄTZE

Jedem negativen Glaubenssatz lässt sich garantiert ein positiver gegenüberstellen.

Einschränkende Glaubenssätze	Unterstützende Glaubenssätze
Ich bin unwichtig.	Ich bin wertvoll.
Ich kann das nicht.	Ich darf unperfekt sein.
Das klappt doch nie!	Einen Versuch ist es immer wert.
Ich muss anderen gefällig sein.	Ich darf gut für mich sorgen.

Ein Beispiel aus dem Coaching

Eine Klientin aus meiner Coachingpraxis hatte den Glaubenssatz: »Ich bin eine Zumutung.« Dieser schränkte sie in vielen Lebensbereichen ein. Sie brachte es zwar bis zur Führungskraft, doch es kostete sie sehr viel Anstrengung, erfolgreich zu sein. Es fiel ihr schwer, einen produktiveren Glaubenssatz zu formulieren. Sie probierte die folgenden Vorschläge aus: »Ich bin wichtig«, »Ich bin ein Geschenk«, »Ich bin eine Bereicherung«. Das Ausprobieren machte ihr sichtlich Spaß, und beim letzten Vorschlag ergänzte sie selbst mit einem Grinsen: »… eine begehrte Bereicherung!« Wichtig war es in diesem Coaching einerseits, Ideen zu entwickeln, was sie in ihren verschiedenen Lebensbereichen auf der Grundlage dieses neuen Glaubenssatzes nun anders machen würde. Andererseits brauchte sie ein neues inneres Bild von sich selbst, das sie abschließend betitelte »Ich in Bewegung mit Energie und Bodenhaftung«.
Für die folgende Übung sollten Sie rund eine Stunde Zeit einplanen, damit Sie Ihren Glaubenssätzen richtig auf die Spur kommen. Wenn Sie zum Beispiel erkennen, dass Sie sich häufig in verschie-

denen Lebensbereichen zurücknehmen, sich kontrollieren, dann sollten Sie weiter forschen, aus welchen früheren Lebenszeiten Sie ähnliche Verhaltensweisen kennen. Fragen Sie sich dann, aus welchen Gründen Sie sich damals so verhalten haben, um an den Kern Ihres Glaubenssatzes zu gelangen. Meine Klientin aus dem Beispiel hat in ihrer Kindheit immer wieder gehört: »Du störst.« Daraus hat sie dann ihren Glaubenssatz entwickelt: »Ich muss mich immer zurücknehmen, da mich andere sonst als Zumutung empfinden.« Als Kind war das Verhalten, sich zurückzunehmen, wohl eine gute Lösung, um Bestrafungen zu entgehen, doch heute ganz sicher nicht mehr. Lassen Sie sich überraschen, welche Überzeugungen Sie finden und verändern werden! Im ersten Schritt analysieren Sie nun Ihre Lebensbereiche. Im zweiten filtern Sie Ihre unterstützenden und einschränkenden Glaubenssätze heraus. Aus den einschränkenden Glaubenssätzen wählen Sie dann einen zentralen Satz aus, den Sie verändern werden.

ÜBUNG: LEBENS-CHECK-UP

1. Schreiben Sie in Ihr Resilienz-Notizbuch, was Sie über Ihr Leben denken. Prüfen Sie Ihre Fähigkeiten, Ihr Privat- und Berufsleben, Ihre Freundschaften, Partnerschaft, Liebe, Glück, Geld, Ihre Selbstbewertungen, Entwicklungsmöglichkeiten ... Lassen Sie einfach alle Kommentare und Formulierungen zu, die Ihnen einfallen. Das können Kommentare sein wie »Das mache ich gut, da bin ich weniger erfolgreich, das stört mich« und so fort.
2. Erstellen Sie als Essenz Ihrer Notizen eine Tabelle mit den Sie unterstützenden und den einschränkenden Glaubenssätzen.

3. Entscheiden Sie sich, welchen einschränkenden Glaubenssatz Sie bearbeiten und verändern wollen.
4. Finden Sie für diesen Glaubenssatz produktivere Formulierungen. Lassen Sie unterschiedliche Ideen zu. Wählen Sie abschließend einen Satz aus, der energiereich ist, der Sie unterstützen soll.
5. Entwickeln Sie Vorstellungen, malen Sie sich aus, welche Auswirkungen dieser neue Glaubenssatz für Ihre verschiedenen Lebensbereiche haben wird. Notieren Sie Ihre wichtigsten Vorstellungen.
6. Schließen Sie die Augen. Stellen Sie sich noch mal vor Ihrem inneren Auge sich selbst mit dem alten Glaubenssatz und dem dazu gehörenden Verhalten vor. Nehmen Sie wahr, wo im Raum Sie dieses innere Bild von sich wahrnehmen. Schieben Sie dieses innere Bild nach links bis an den Rand Ihres Blickfelds. Lassen Sie es etwas kleiner werden.
7. Bleiben Sie noch in Ihrer inneren Konzentration und fokussieren Sie wieder mehr die Mitte Ihres Blickfelds. Lassen Sie ein Bild entstehen, bei dem Sie gestärkt durch Ihren neuen Glaubenssatz agieren. Prägen Sie sich dieses Bild von sich gut ein. Geben Sie dieser Vorstellung von sich einen Bildtitel (zum Beispiel »die Strahlende«, »die Gewinnerin« ...).
8. Orientieren Sie sich wieder im Hier und Jetzt. Atmen Sie tief ein und aus. Freuen Sie sich auf die kommenden Entwicklungen und Veränderungen. Wenn Sie mögen, notieren Sie abschließend Ihre wichtigsten Erfahrungen aus Schritt 6 und 7 der Übung.

Nutzen Sie ab jetzt jede Möglichkeit, um Ihren neuen Glaubenssatz zu bestätigen, sodass er sich zunehmend verfestigt und Sie in Ihrem Handeln unterstützen kann.

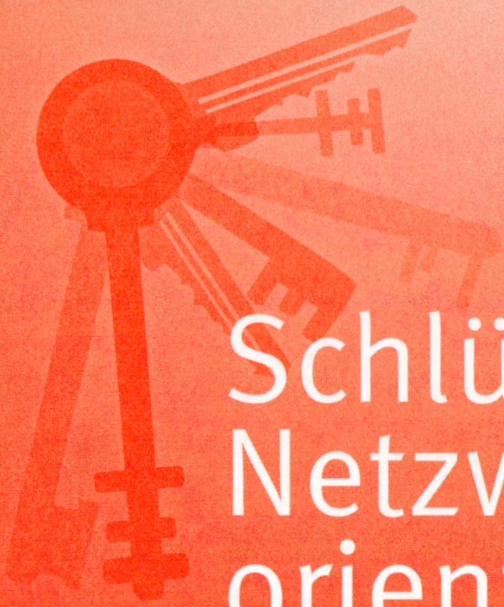

Schlüssel 5: Netzwerkorientierung

Gute soziale Kontakte sind für uns lebenswichtig. Als eher zurückhaltender Typ brauchen Sie sich nicht plötzlich in einen perfekten Netzwerker zu verwandeln. Doch Sie stärken Ihre Resilienz enorm, wenn Sie flexibler in Ihren Denkmustern und damit auch im Handeln werden.

Zahlen Sie auf Ihr Beziehungskonto ein

Beim Begriff Netzwerk werden vielleicht viele Menschen erst mal an das weltweite Netz (Internet) denken, über das inzwischen Verbindungen in früher nicht vorstellbaren Dimensionen möglich sind. Hier sind aber vor allem Ihre sozialen Netzwerke gemeint, da diese für Ihre innere Stärke wichtig sind – in der Familie, unter Freunden und am Arbeitsplatz, in Berufsorganisationen, bei Freizeitaktivitäten und in Vereinen. Auch Ihr Unterstützungssystem ist wichtig, das aus Ihrem Hausarzt und entsprechenden Fachärzten, dem Therapeuten, Masseur oder Fitnesstrainer bis hin zum Friseur und der Kosmetikerin bestehen kann. Die Nähe und Verbindung zwischen den einzelnen Personen in Ihren Netzwerken entstehen aufgrund von Sympathie und/oder fachlich-sachlichen Bewertungen. Sie vertrauen diesen Menschen oder deren Kompetenz. Möglicherweise entscheiden Sie auch nach Nützlichkeit und überlegen, inwiefern ein Kontakt Sie Ihren Zielen näher bringen wird.

Wie du mir, so ich dir

Ein wichtiger Aspekt für gute Beziehungen ist das Prinzip der Wechselseitigkeit (Reziprozität). Die bekannten Sprüche »Gibst du mir, geb ich dir« oder »Kleine Geschenke erhalten die Freundschaft« sind Beispiele für dieses Prinzip. Wenn wir etwas für einen anderen getan haben, erwarten wir in der Regel einen Ausgleich. Es ist eine Art Tauschhandel. Im professionellen Unterstützungsnetz kaufen wir uns die Dienstleistungen mit Geld. Im privaten Umfeld sieht die »Währung« meist anders aus. Wenn uns zum Beispiel ein Freund beim Holzstapeln, bei der Gartenarbeit oder bei der Steuererklärung hilft, revanchieren wir uns vielleicht mit einem wunderbaren Essen. Dabei bleibt allerdings der Anspruch bestehen, dass wir dem anderen ebenfalls helfen, wenn er eine Dienstleistung benötigt. Die Balance muss einfach stimmen, denn sonst fühlen wir uns sehr schnell ausgenützt.

Netzwerk-Talent

»Spare beizeiten, dann hast du in der Not.« Dieser traditionelle Spruch gilt auch für Ihre sozialen Netzwerke. Auf Ihr Beziehungskonto sollten Sie regelmäßig einzahlen, indem Sie etwas für andere tun. Eine Expertin hierfür ist meine Mutter. Sie merkt sich alle

Geburtstage der Familie und im Bekanntenkreis, um dann zuverlässig zu schreiben, anzurufen oder Päckchen zu schicken. Sie schenkt damit Aufmerksamkeit und Zuwendung. All ihre Freundinnen und Bekannten schätzen ihre Plätzchen, die sie mal eben zur Gesundung und Stärkung vorbeibringt. Mit Mitte 70 hat sie es geschafft, sich einen neuen Freundeskreis in einem Wanderverein aufzubauen. Zudem holt sie sich Impulse durch Konzertbesuche und gondelt immer wieder zusammen mit Freundinnen oder ihrer Schwester durch die Welt. So hat sie sich ein stabiles Netzwerk aufgebaut, in das sie immer wieder investiert und von dem sie gestützt wird – und das in einem kleinen süddeutschen Dorf, wo sie als Norddeutsche auch nach über 40 Jahren weiterhin die »Zuagroaste« = Zugereiste bleibt.

Fähigkeiten abschauen

Auch eine meiner Freundinnen ist talentiert im »Netzwerken«. Was ihr dabei hilft, ist ein enormes Namens- und Personengedächtnis. Sie ist extrem neugierig und findet es spannend, was Menschen ausmacht. Sie denkt sich gern in andere hinein, sodass ein typischer Satz oft lautet: »Ich an deiner Stelle würde mit Herrn/Frau X über diese Sache reden.« So bringt sie völlig unterschiedliche Menschen zusammen, die es ihr wieder danken. Ihre Begeisterung für andere Menschen macht es ihr leicht, diese Brücken zu bauen. Die wenigsten Menschen sind geborene Netzwerker. Und wenn auch Ihnen das Talent dafür nicht in die Wiege gelegt wurde, so ist Ihnen jedoch vermutlich bewusst, wie ein idealer Netzwerker im Unterschied zu Ihnen agiert – vielleicht kennen Sie ja auch einen solchen in Ihrem Verwandten- oder Bekanntenkreis. Die für Sie interessanten Fähigkeiten können Sie sich abschauen und einüben (wie, erfahren Sie ab Seite 128).

Nähe und Distanz im Gleichgewicht

Wir gestalten unsere Beziehungen durch das Ausmaß von Nähe und Distanz, das wir bereit sind zuzulassen: Wie viel Zeit wollen wir miteinander verbringen, wie groß ist die emotionale Intensität, die wir in diesen Beziehungen erleben, wie groß unser Vertrauen zueinander? Selbst in der Familie haben Beziehungen unterschiedliche Qualitäten, was Menschen oftmals mit Begriffen wie »bucklige Verwandtschaft« oder »meine Lieblingstante/mein Lieblingsonkel« zum Ausdruck bringen.
Wie sieht es bei Ihnen aus: Wann benötigen Sie Nähe, wann brauchen Sie Distanz? Rein räumlich gesehen brauchen wir zu weniger vertrauten Menschen mindestens eine Armlänge Abstand. Wer uns hingegen lieb und teuer ist, der darf auch näher kommen. Sie haben sicher schon die Erfahrung gemacht, dass Ihnen Menschen zu sehr »auf die Pelle gerückt« sind. In diesen Momenten haben Sie sich wahrscheinlich unwohl und unangenehm berührt gefühlt, denn eine Grenze, die Sie schützen sollte, wurde überschritten. Stellen Sie in solchen Momenten wie ein Igel Ihre Stacheln auf? Machen Sie einen Schritt zurück, um sich wieder ausreichend Distanz zu verschaffen? Stemmen Sie Ihre Arme in die Hüften, machen Sie sich breit und erobern sich damit wieder Raum zurück? Oder lassen Sie gar eine solche Grenzüberschreitung zu und machen höflich gute Miene zum bösen Spiel?

Nähetendenz oder Distanzorientierung?

Näheorientierte Menschen kümmern sich gern um andere. Sie wollen für andere da sein. Daher tendieren sie oft dazu, viele Fragen zu stellen, sich zu kümmern, sich zu sorgen. Wenn sie mit diesem Verhaltensmuster auf distanzorientierte Menschen treffen, gibt es schnell Schwierigkeiten. Letztere können ihr Alleinsein genießen und brauchen Auszeiten. Sie reden auch nicht gern über ihre Gefühle, schweigen und ziehen sich in sich zurück. Der eine sucht also mehr Nähe und der andere möchte seine Distanz schützen, vielleicht weil ihm noch die Worte fehlen für das, was er im Hinblick auf ein Thema bereits spürt. Sich abzugrenzen, unabhängig sein zu wollen ist ein Thema, das schon im Kleinkindalter eine Rolle spielt und sich fast durchs ganze Leben zieht. Wenn ein Erwachsener allerdings extrem auf die eigene Unabhängigkeit pocht, so kann das auch ein Zeichen sein, dass noch keine gesunde Balance zwischen »Nähe brauchen und zulassen« sowie »Distanz schaffen« vorhanden ist. Nähe zuzulassen sowie Distanz auszuhalten ist beides eine Stärke. Ideal ist für unseren Organismus ein Gleichgewicht zwischen Nähe und Distanz. Dann fühlen wir uns stabil und sicher – sowohl in uns als auch im Zusammenleben und bei Begegnungen mit anderen.

Verhaltensstrategien, um Kontakte zu knüpfen

Angenommen, Sie sind auf einer Party. Warten Sie ab und beobachten Sie lieber, oder sprechen Sie einfach direkt jemanden an? Je nachdem, ob Sie eher eine Nähetendenz oder eine Distanzorientierung haben, werden Sie unterschiedliche Verhaltensstrategien nutzen, um mit anderen in Kontakt zu kommen.

Smalltalk kann hierbei eine große Hilfe sein, da Sie inhaltlich auf neutralem Boden und damit durchaus auf Distanz bleiben, während Sie durch das Gespräch in Kontakt treten. Nutzen Sie Ihre Neugier, stellen Sie Fragen. Damit zeigen Sie Interesse, schenken anderen Aufmerksamkeit. Sie müssen auch nicht immer mitreden können, vielleicht braucht Ihr Gegenüber einfach nur einen interessierten Zuhörer. Indem Sie anfangen zu kontakten, beginnen

» SELBST-CHECK: NÄHE ODER DISTANZ FÖRDERN?

1. In welchen Situationen brauchen Sie mehr Distanz?

2. In welchen Situationen wollen Sie mehr Nähe zulassen und fördern?

3. Zu wem wollen Sie mehr Distanz aufbauen?

4. Mit wem wollen Sie mehr Nähe entwickeln?

Was konkret wollen Sie tun, um mit mehr Nähe beziehungsweise mehr Distanz Ihre Netzwerke zu organisieren und wachsen zu lassen? (Zum Beispiel regelmäßig mit bestimmten Menschen telefonieren und sie persönlich treffen, einem Verein beitreten und aktiv mitmachen, mit bestimmten Menschen in Zukunft eine Verabredung vermeiden …)

Sie in Ihr persönliches Netzwerk zu investieren. Vielleicht wird ja später aus solch einem ersten Kontakt noch mehr.

Mit Präferenzen balancieren und von anderen lernen

Jeder Mensch hat bestimmte Vorlieben, wie er die Welt betrachtet. Manch einer fokussiert sich zum Beispiel bei einem Baum auf viele einzelne Details wie die Struktur der Rinde, die Farbintensität des Blattes und dessen spitzen Zackenrand. Andere sehen eher den ganzen Baum mit den vielen Blättern daran oder gleich den Wald, der von Sonnenstrahlen durchflutet wird. Manch einer wird eher nach vorn schauen und überlegen, was seine Ziele sind, wo die Reise hingehen soll, während andere zurückblicken und überlegen,

SELBST-CHECK: IHRE ORIENTIERUNGSMUSTER

Wenn Sie die folgende Liste lesen, horchen Sie bitte in sich hinein, zu welchen Präferenzen Sie tendieren.

Hin zu – weg von: **Was motiviert Sie eher? Sagen Sie »Ich will endlich weg von ..., ich will vermeiden dass ... ich will etwas loswerden« oder sagen Sie »Ich will endlich erreichen ... mein Ziel ist ...?«**

Option – Verfahren: **Achten Sie eher auf Wahlmöglichkeiten, Potenziale und Herausforderungen? Sind Ihnen Ideen, viele Interessen und Alternativen wichtig? Oder orientieren Sie sich lieber an bewährten Routinen, Abläufen und Notwendigkeiten?**

Allgemein – spezifisch: **Brauchen Sie ein Konzept und Überblick oder sind Sie auf Details und einzelne Schritte fokussiert?**

Innenorientierung – Außenorientierung: **Wie entscheiden Sie? Wissen Sie sofort, was für Sie das Richtige ist? Oder ist es Ihnen wichtig, erst jemandes Rat zu hören und dann zu entscheiden?**

Proaktiv – reaktiv: **Wenn etwas entschieden ist, wollen Sie dann gleich loslegen und es anpacken? Oder wollen Sie zuerst verstehen, analysieren und abwarten, was andere tun?**

Ähnlichkeiten – Unterschiede: **Was ist Ihnen lieber? Eine allmähliche Veränderung, Schritt für Schritt oder gleich ein radikaler Schnitt, sodass alles ganz anders wird?**

was sie künftig vermeiden wollen. Keine Art zu denken ist besser oder schlechter, es ist jedoch jeweils nur ein kleiner Ausschnitt der Wirklichkeit. Je flexibler Ihre Gedanken sind, je mehr Perspektiven Sie zulassen, desto leichter werden Sie auch Ihr Verhalten verändern können.

Unterschiedliche Muster können sich ergänzen

Präferenzen, die Welt wahrzunehmen, wie sie im Selbst-Check beschrieben wurden, bezeichnet man als Orientierungsmuster. Dabei können unsere Muster durchaus die Ursache für zwischenmenschliche Konflikte sein. Angenommen, Sie selbst sind eher detailorientiert und ein Kollege, mit dem Sie zusammenarbeiten müssen, bevorzugt eher ein generelles Konzept. Mit diesen unterschiedlichen Arbeitsstilen wird es Ihnen vermutlich schwerfallen, konstruktiv zusammenzuarbeiten. Andererseits könnten Sie sich bei einer arbeitsteiligen Vorgehensweise gegenseitig wunderbar ergänzen.
Mit einer Kollegin machte ich mal diese Erfahrung. Ihr war es wichtig, kreativ viele unterschiedliche Optionen und Ideen zu entwickeln. Das überforderte mich von Anfang an, und irgendwann konnte ich ihr einfach gar nicht mehr folgen, weil mir ihre zahlreichen Einfälle zu viel wurden. Zum Glück konnten wir offen miteinander reden, und so einigten wir uns auf eine andere Vorgehensweise: Sie durfte eine Stunde lang Ideen produzieren, ich schrieb mit. Dann hatte ich Zeit, zu Hause all diese Ideen zu strukturieren und ein Konzept daraus zu machen. Eine Woche später trafen wir uns noch einmal. Ich stellte das Konzept vor, sie ergänzte es noch ein wenig und wir waren fertig. Wenn wir unsere Unterschiedlichkeiten als Ergänzungen betrachten, dann kann das sehr produktiv sein. Dasselbe gilt übrigens in allen zwischenmenschlichen Beziehungen, also auch in der Partnerschaft.

Präferenzmuster verändern

Hilfreich ist es natürlich auch, wenn Sie sich nicht nur an einer Denkweise festklammern. Ideal wäre es, wenn Sie flexibel und erfinderisch agieren und je nach Notwendigkeit oder Möglichkeit unterschiedliche Präferenzmuster einsetzen könnten. In der folgenden Übung können Sie damit anfangen, Ihre bevorzugten Muster ein wenig durcheinanderzuwirbeln und sie ins »Tänzeln« zu bringen. Sie werden entdecken, dass Sie dadurch flexibler, kreativer denken können und dass Sie anfangen werden, neue Verhaltensweisen als realistische Möglichkeiten wahrzunehmen.
Verändern Sie zuerst Ihre Art zu denken. Dann können Sie viel leichter Ihr Verhalten ändern. Probieren Sie es bei der folgenden Übung einfach aus. Indem Sie in einem Zielsatz formulieren, welche spezielle Netzwerkfähigkeit Sie verstärken wollen, und in Gedanken dessen Wirkung durchspielen, vor allem aber, indem Sie sich am Ende vorstellen, die Wirkung sei schon eingetreten, können Sie sich ganz neue Chancen und Wege schaffen. Boris Becker sagte vor seinem entscheidenden Wimbledonspiel: »Ich bin mental gut drauf.« Damit meinte er, dass er gedanklich bereits alle Möglichkeiten zu siegen durchgespielt hatte, sodass er schließlich Matchwinner werden konnte. Das ist ein Mentaltraining, das viele erfolgreiche Spitzensportler einsetzen.
Beleuchten Sie nun Ihren Zielsatz anhand der folgenden Fragen. Einige Fragen werden Ihnen inhaltlich vielleicht recht ähnlich vorkommen. Durch die Formulierungsnuancen loten Sie jedoch Ihre Motivation in alle Richtungen hin aus, und zudem entwickeln Sie ein mental klares Bild, was Sie für Ihre Netzwerkfähigkeiten stärken wird. Machen Sie sich von den für Sie wichtigsten Antworten Notizen in Ihr Resilienz-Notizbuch. Nehmen Sie sich etwa 30 Minuten Zeit und lassen Sie sich dabei möglichst nicht stören.

ÜBUNG: MOTIVATIONSAUFBAU FÜRS NETZWERKEN

Wenn Sie an Ihre Netzwerkfähigkeiten denken, welche spezielle Fähigkeit wollen Sie verstärken und mit Flexibilität mehr nutzen? Notieren Sie Ihren Zielsatz mit maximal acht Wörtern. Zum Beispiel »Ich will neugierig Fragen stellen«.

1. Was vermeiden Sie, was wird nicht mehr passieren, wenn Sie Ihr (Zielverhalten) nutzen?

2. Was erreichen Sie, wenn Sie Ihr (Zielverhalten) nutzen?

3. Was finden andere an Ihrem (Zielverhalten) gut?

4. Inwiefern bewerten Sie Ihr (Zielverhalten) als erstrebenswert?

5. Was sind Ihre ersten Schritte, um Ihr (Zielverhalten) zu realisieren?

6. Was erreichen Sie generell durch Ihr (Zielverhalten)?

7. Welchen Unterschied werden Sie durch Ihr (Zielverhalten) in Ihrem Leben bewirken?

8. In welchen Situationen haben Sie ähnliche Verhaltensweisen wie Ihr (Zielverhalten) bereits genutzt?

9. Wie können Sie für unterschiedliche Möglichkeiten sorgen, sodass Sie Ihr (Zielverhalten) nutzen können?

10. Was muss eins nach dem anderen passieren, damit Sie Ihr (Zielverhalten) umsetzen?

11. Inwiefern verhilft Ihnen abzuwarten und zu reagieren zu Ihrem (Zielverhalten)?

12. Was wollen Sie aktiv angehen, damit Ihnen Ihr (Zielverhalten) leicht fällt?

13. Inwiefern sollten Sie auf sich selbst achten, damit Sie Ihr (Zielverhalten) nutzen können?

14. Wann sollten Sie sich vor allem auf andere konzentrieren, damit Sie Ihr (Zielverhalten) erreichen?

15. Wie wäre es, wenn Sie jetzt einfach annehmen, dass Sie Ihr (Zielverhalten) bereits erreicht haben?

16. Wie gefallen Sie sich, wenn Sie Ihre Lernfortschritte seit der letzten Netzwerksituation vergleichen?

17. Wie haben Sie kontinuierlich dazu beigetragen, dass Sie als Netzwerker Ihr (Zielverhalten) jetzt und zukünftig weiter entwickeln und pflegen werden?

18. Halten Sie kurz inne und fragen Sie sich, was sich in Ihrer Art zu denken verändert hat und inwiefern Sie nun Ihr Verhalten tatsächlich verändern werden.

Übung zur eigenen Stärkung: New Behavior Generator

Bestimmt haben Sie schon mal die Begriffe introvertiert und extrovertiert gehört. Extrovertierte, also gesellige Menschen mögen Kontakte, Networking finden sie klasse und interessant. Sie suchen das Gespräch, Smalltalk ist ihr Lieblingsfach und manche von ihnen sind die geborenen Alleinunterhalter. Sind Sie so ein Typ? Ich überhaupt nicht. Ich gehöre zu den introvertierten, also zurückhaltenden Menschen. Ich sitze gern irgendwo allein an einem See, vielleicht auch mit meinem Liebsten. Ich brauche nicht ständig viele Leute um mich, kann Ruhe genießen. Ich unterhalte mich auch sehr gern, aber lieber zu zweit, weil dann ein intensiver Austausch möglich ist. Und ich höre gern zu.

Das Verhaltensrepertoire erweitern

Menschen vergleichen sich fast ständig miteinander und überlegen dabei: »Verhält sich der oder die ähnlich wie ich?« Wenn jemand ganz anders als wir agiert, reagieren wir entweder mit Ablehnung und einem »Das geht ja gar nicht«. Oder wir bewundern den anderen für seine Stärke oder seinen Mut und wünschen uns, genauso zu sein wie er. Sicher hat es keinen Sinn, sich neu erfinden zu wollen. Wenn Sie eher introvertiert und Networking-Hasser sind, rate ich Ihnen ganz gewiss nicht, dass Sie ein extrovertierter, strahlender Kontakter werden sollen. Es wäre extrem kräftezehrend, wenn Sie solchermaßen gegen Ihre inneren Präferenzen arbeiten müssten. Wichtig ist, dass Sie bei allem, was Sie tun, auf Ihre innere Stimme hören und sich das für Sie richtige Maß an Ruhe und Rückzug gönnen. Doch wie wäre es mit einem kleinen Schritt hin zu etwas mehr und intensiveren Kontakten? Hätte das nicht einen gewissen Reiz – vielleicht sogar einen großen? Wie viele gute Kontakte Sie benötigen, wie groß Ihr Netzwerk sein soll, das entscheiden Sie ganz allein. Ein paar Menschen, die mehr für Sie sind als unverbindliche Facebook-Freunde, auf die Sie wirklich bauen können, brauchen Sie ganz sicher. Wenn Sie sich mehr oder intensivere Kontakte wünschen, dann machen Sie sich doch einfach mal bewusst auf die Suche nach Personen, die etwas anders angehen als Sie. Dabei geht es nicht darum, diese oder jene Person zu imitieren, sondern darum, Ihr persönliches Denk-und Handelsspektrum zu erweitern. Stöbern Sie also nach Herzenslust im noch fremden Verhaltensrevier, fühlen Sie sich in die entsprechenden Personen ein und prüfen Sie, wie Sie mit den »abgeschauten Verhaltensweisen« Ihr Repertoire beim Netzwerken erweitern können: Wie schafft es Ihre Nachbarin, mit jedem neuen Mieter im Haus gleich Kontakt zu schließen? Wie ist es Ihrer Tante gelungen, sich nach der Scheidung diesen netten neuen Freundeskreis aufzubauen? Sicher gibt es keine Garantie dafür, dass das, was bei anderen Menschen wirkt, auch für Sie zutrifft. Doch allein die neuen Erfahrungen werden Sie bereichern. Bei der Übung können Sie gleich in die Praxis gehen. Sie brauchen nur ein DIN-A5-Blatt oder ein Moderationskärtchen.

ÜBUNG: NEUES VERHALTEN GENERIEREN

Wählen Sie eine Situation aus, in der Sie sich gern anders als bisher verhalten wollen, sodass Sie leichter Ihre sozialen Netze knüpfen können.

1. **Wie äußert sich Ihr unerwünschtes Verhalten?**
2. **Welche Idee haben Sie, wie Sie sich stattdessen verhalten wollen?**

3. Platzieren Sie die Situation irgendwo bei sich im Raum. Legen Sie an die Stelle ein Blatt Papier oder eine Moderationskarte.
4. Überlegen Sie, welche Person, die Sie kennen, sich genauso verhält, wie Sie sich das für sich selbst wünschen.
5. Stellen Sie sich vor, wie Ihr Vorbild sich in der konkreten Situation verhält. Beobachten Sie Ihr Vorbild, prüfen Sie, ob das Verhalten für Sie passend wäre. Wenn Ihnen das Verhalten noch nicht ganz gefällt, dann geben Sie Ihrem Vorbild Regieanweisungen, bis das Verhalten für Sie stimmig ist.
6. Steigen Sie nun gedanklich selbst wieder in die Situation ein. Stellen Sie sich dafür auf das Blatt Papier oder die Moderationskarte und schlüpfen Sie einfach in die Haut des anderen. Proben Sie dessen Verhaltensweisen, spielen Sie gedanklich die Situation in der neuen Art und Weise durch. Nehmen Sie wahr, wie sich das neue Verhalten überraschend gut anfühlt und wie positiv die anderen Menschen auf Sie reagieren.
7. Nehmen Sie einen Schritt Abstand von der Situation. Prüfen Sie, ob Sie das neue Verhalten wirklich haben wollen oder ob es auch zu unangenehmen Konsequenzen führen könnte. (Gegebenenfalls modifizieren Sie das Verhalten noch ein wenig, bis es richtig passt. Gehen Sie dafür noch einmal auf Schritt 5 zurück.)
8. Integrieren Sie abschließend das neue Verhalten. Nehmen Sie symbolisch das Verhalten in sich hinein – vielleicht indem Sie Ihre Hand bewusst auf Ihr Herz legen.

Finden Sie sich in die neue Verhaltensweise hinein wie ein Schauspieler, der mit Haut und Haar in seiner Rolle aufgeht. Wichtig: Sie bleiben Sie selbst, gewinnen aber neue Verhaltensmöglichkeiten.

Mit Netzwerkorientierung leichter voranSchlüssel

Wildgänse haben eine spezielle Form der gegenseitigen Unterstützung beim Flug entwickelt. Typisch ist ihre V-Formation. Ein Vogel übernimmt quasi die Rolle des Leitvogels und fliegt an der Spitze. In dieser Position benötigt er sehr viel Kraft aufgrund des Luftwiderstands, sodass er sich nach einiger Zeit ablösen lässt. Auf den seitlichen und hinteren Plätzen können die Vögel jedoch im Windschatten fliegen und Kräfte sparen. Regelmäßig tauschen sie ihre Flugplätze und können so deutlich länger ohne eine Ruhepause fliegen. Sie unterstützen sich gegenseitig, damit möglichst alle gut ans Ziel gelangen. Auch im Radsport agieren Mannschaften mit unterschiedlichen Systemen, um im Windschatten des vorausfahrenden Teamkollegen Kräfte zu sparen.
Wie funktioniert das nun im richtigen Leben? Ideal wäre ein Netzwerk mit anderen Menschen, durch das Sie je nach Bedarf Unterstützung und Stärkung erhalten könnten. Manchmal schaffen wir es einfach nicht allein. In jedem Leben gibt es Höhen und Tiefen, sodass wir nicht immer für alles genügend Kraft aufbringen können. Schön wäre es, wenn dann Menschen da sind, die helfen, unterstützen und einspringen.

Netzwerke aufbauen

Nehmen Sie die alltägliche Situation eines Umzugs. Als ich nach Nürnberg gezogen bin, kannte ich niemanden. Mit einem vollgepackten Auto, mit meinen wichtigsten sieben Sachen, kam ich an. Beim Einladen hatte mir ein Freund geholfen. Beim Ausladen stand ich allein da. Möbel wollte ich mir erst hier vor Ort besorgen. Nur eine Kommode hatte ich schon dabei, und die war größer und schwerer als gedacht. Zuerst stand ich ziemlich hilflos neben meinem Auto und entschloss mich dann, einfach bei anderen Hausbewohnern zu klingeln. Letztlich hat mir eine Nachbarin geholfen, mit der ich abends noch gemütlich ein Glas Wein trank. Der erste Kontakt war gemacht.

Bewundert habe ich immer Großfamilien. Ein früherer Nachbar hatte neun Geschwister. Sowohl die Eltern als auch alle Geschwister mit ihren Familien lebten im Umkreis von 100 Kilometern. Vom Automechaniker über Versicherungsvertreter, Gastwirt bis hin zum Banker: In dieser Familie waren die unterschiedlichsten Berufe vertreten, sodass für fast jeden Bedarf jemand als Ansprechpartner da war. Ganz sicher gab es immer einen, der wieder jemanden kannte, den man fragen konnte.

Wichtig sind auch Vereine und Verbände als Basis für ein Netzwerk. Okay, Vereinsmeierei ist sicherlich nicht eines jeden Geschmack. Jedoch nach dem Sport mit zwei, drei anderen gemütlich eine Schorle oder ein Bierchen trinken zu gehen, tut Körper und Seele gut. Auch gibt es genügend Zusammenschlüsse, um einerseits gute Bekanntschaften oder Freundschaften aufzubauen und andererseits sich fachlich weiterentwickeln zu können. Wer sich mit dem Kontakten schwer tut, kann einfach eine Funktion übernehmen, dann wird er von anderen kontaktiert.

Wie schaut Ihre Netzwerkformation aus? Wer gehört dazu? Wer unterstützt Sie? Mit dem folgenden Selbst-Check werden Sie sich einen Überblick verschaffen, welche Verbindungen Sie reduzieren und welche Sie stärken wollen. Alle Verbindungen, die Ihnen Energie abziehen, sollten Sie reduzieren oder kappen. Denken Sie an sich, seien Sie egoistisch. Sie dürfen durchaus überlegen, welche Personen Ihnen nützlich sind. Etwas von anderen anzunehmen, kann auch eine große Stärke sein.

SELBST-CHECK: VISUALISIEREN SIE IHR BEZIEHUNGSNETZ

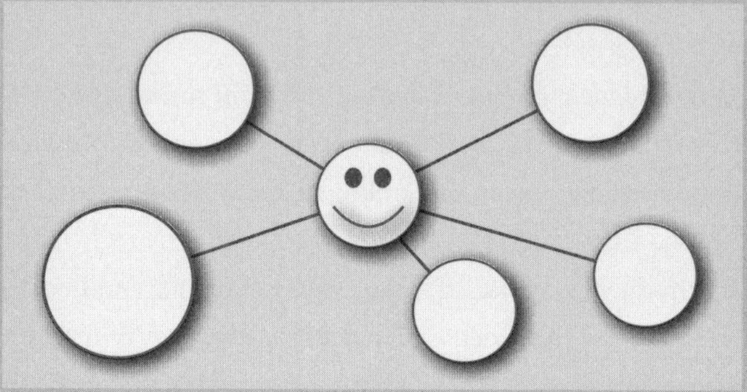

Nehmen Sie sich ein großes Blatt Papier und legen Sie unterschiedliche Farbstifte griffbereit.

1. Malen Sie einen Kreis für Sie selbst in die Mitte des Blattes. Gruppieren Sie dann um sich herum mit Kreisen die für Sie wichtigen Personen und Gruppen. Variieren Sie die Kreisgröße und Position auf dem Blatt je nach Wichtigkeit.

2. Bewerten Sie Ihre Verbindungen durch Zeichen:
++ Wer stärkt Sie?
+– Welche Verbindungen sind neutral?
–– Wer zieht Energie ab?

3. Welche Vernetzungen wollen Sie intensivieren? Welche wollen Sie reduzieren? Welche neuen Vernetzungen wollen Sie aufbauen?

4. Überlegen Sie, was Sie konkret tun wollen, wie Sie Ihr Netzwerk, Ihre Beziehungen aktivieren und stabilisieren wollen.

Unterstützung finden und Hilfe annehmen

Horchen Sie einfach mal in sich hinein. Welchen der folgenden Kommentare können Sie sofort zustimmen?

- Dir hilft eh niemand.
- Da musst du allein durch.
- Wenn du dir helfen lässt, machst du dich abhängig.
- Hilfe brauchen nur schwache Menschen.
- Wer hilfsbedürftig ist, ist weniger wertvoll.
- Wenn ich mich öffne, werde ich nur noch mehr verletzt.
- Andere können mich gar nicht verstehen.
- Die anderen haben doch genug mit sich selbst zu tun.
- Ich will niemanden mit meinen Problemen belasten.

Möglicherweise ist es nicht nur ein Kommentar, mit dem Sie sich identifizieren können, sondern gleich mehrere? Aus welcher Zeit stammen diese Überzeugungen wohl und wie wahr sind sie tatsächlich?! Ich bin der Meinung, dass Sie sich, egal in welcher Lebenslage Sie sich befinden, Unterstützung holen dürfen, ohne dass Ihr Selbstbild einen Kratzer bekommt. Fangen Sie an, sich mitzuteilen. Auf die Frage »Wie geht's dir?« dürfen Sie durchaus antworten: »Gar nicht gut.« Die Frage ist zwar oft nur als Höflichkeitsfloskel gemeint, andererseits merken Sie bei dieser ehrlichen Antwort recht schnell, wer bereit ist zuzuhören. Sich einfach mal auszusprechen, sich Luft zu machen, tut gut.
Wenn Ihr Leben nicht rund läuft, überlegen Sie, wen aus Ihrem Netzwerk Sie anrufen und treffen könnten. Wenn Sie sich abkapseln und zu Hause einigeln, bringt Sie das am wenigsten weiter. Alternativ können Sie überlegen, ob irgendeine Beratungsstelle für Sie eine Anlaufstelle sein könnte. Für jedes Thema gibt es Experten. Vielleicht wäre Ihr Hausarzt oder Ihre Hausärztin genau der rich-

tige Ansprechpartner. Warten Sie nicht zu lang, da ein »Schmoren im eigenen Saft« schnell an die Substanz gehen kann. Andere Menschen, die den nötigen Abstand zu einem Problem haben, können einem viel leichter einen möglichen Weg weisen.

Gut hinsehen beim Unterstützungsuchen

Meiden Sie jedoch unbedingt Kritiker, Miesmacher, Nörgler und sonstige pessimistische Zeitgenossen. Wenn Sie sich wünschen, dass es Ihnen bald wieder besser geht, und Sie sich stärken wollen, wäre ein solcher Umgang vermutlich alles andere als hilfreich. Suchen Sie die Nähe zu Menschen, die einen optimistischen Blick auf das Leben haben (siehe auch Kapitel 2), die Ihnen gut tun und Ihnen wohlgesonnen sind. Starten Sie, rufen Sie andere an. Vielleicht müssen Sie auch zehn Leute fragen, bis Sie einen erreichen, der Zeit für Sie hat. Dass die anderen neun ablehnen, brauchen Sie nicht persönlich zu nehmen. Das hat mit deren Leben und deren Verpflichtungen zu tun – keinesfalls mit Ihnen. Trauen Sie sich, machen Sie den ersten Schritt. Hilfreich ist es sicher, wenn Sie zudem differenzieren, welches Thema Sie mit wem besprechen wollen. Meist spüren wir recht gut, wer für welche Situation der geeignetste Ansprechpartner ist. Gut gemeinten Rat sollten Sie außerdem grundsätzlich immer prüfen. Sie entscheiden letztlich, was gut für Ihr Glück ist.

Sie können selbstverständlich auch professionelle Unterstützung durch einen Coach oder einen Therapeuten in Anspruch nehmen. Typische Erfahrungen aus einer solchen Veränderungsarbeit werden sein, dass Sie die Welt mit anderen Augen sehen, neue, erweiternde Gedanken entwickeln sowie einen besseren Kontakt zu sich selbst und zu anderen bekommen, sodass ganz neue Perspektiven für das eigene Leben entstehen.

Übung zur eigenen Stärkung: Mentorenmodell

Was ist ein Mentor? Die Bezeichnung Mentor stammt aus der Ilias von Homer: Als Odysseus zum Kampf gegen Troja aufbrach, übertrug er die Erziehung seines Sohnes einem guten Freund namens Mentor. »Erzähle ihm alles, was du weißt«, war der Auftrag von Odysseus an Mentor. Nutznießer dieser Beratung war Telemachos, Odysseus' Sohn. Heutzutage wird unter einem Mentor eine erfahrene, meist ältere Person verstanden, die eine jüngere bei der Persönlichkeits- und Kompetenzentwicklung unterstützt. Dabei geht es vor allem um die Weitergabe von Berufs- und Lebenserfahrung.

Orientierung an Vorbildern

Empfehlenswert ist ganz sicher, dass Sie sich einen persönlichen Mentor suchen, der Sie bei Ihren Schritten auf Ihrem Lebensweg unterstützen, fördern und durchaus auch fordern kann. Das kann je nach Lebensabschnitt jemand anderes sein. Vielleicht hatten Sie schon früher einen Lehrer oder einen Sporttrainer, der für Sie besonders wichtig war. Oder einen Großvater beziehungsweise eine Großmutter, der/die für Sie eine zentrale Rolle gespielt hat? Wissen Sie noch, ob Sie einen Ratgeber bei Ihrer Berufswahl hatten? Mich haben indirekt mein Dorflehrer Herr Klein sowie der ältere Bruder eines Freundes, der ebenfalls Lehrer war, beeinflusst. So wie die beiden wollte ich auch werden, zumindest damals, als ich mich für mein erstes Studium einschrieb.
Sich Rat zu suchen und anzunehmen, das können Sie Ihr ganzes Leben hindurch machen und auf viele Arten tun. Haben Sie einen Lieblingskomiker oder -helden? Dann könnten Sie sich auch fragen, wie wohl diese Personen in Ihrer Lage handeln würden. Winnetou und Old Shatterhand, Bibi Blocksberg oder die Kabarettistin Lisa Fitz wüssten bestimmt einen guten Rat!

Auf den Spuren von Helden

Die folgende Heldenreise hin zu Ihrem Ziel orientiert sich an dem Konzept von Joseph Campbell, einem amerikanischen Mythenforscher. Viele Hollywoodfilme basieren auch auf diesem Konzept. Immer geht es darum, dass der Held eine Aufgabe bekommt, die er zuerst ablehnen will, weil ihm die Gefahr zu groß erscheint. Auch gibt es immer einen mächtigen Gegenspieler, einen Bösewicht oder Dämon, der den Helden bekämpft. Wenn der Held sich dann doch auf den Weg macht, weil er seine Ängste und Bedenken überwunden hat, erhält er immer Unterstützung durch Mentoren, sodass er den Bösen besiegen kann und letztlich erfolgreich heimkehrt.

ÜBUNG: MIT MENTOREN KRISEN MEISTERN

Was ist aktuell Ihre Krise, Ihre Herausforderung, der Sie sich stellen wollen? Was ist Ihr Ziel/Ihre Berufung? Bearbeiten Sie für Ihr Thema die folgenden Fragen. Machen Sie sich dazu Notizen. Am besten arbeiten Sie wieder mit Kärtchen, auf die Sie Ihre Ressourcen notieren und die Sie auf dem Boden um sich herum auslegen. Lassen Sie sich ausreichend Zeit, um abschließend die Botschaften Ihrer Mentoren klar erfassen zu können. Am Ende der Übung werden Sie sich entscheiden und gestärkt Ihren Weg der Heldenreise einschlagen können.

1. Welcher Herausforderung müssen/wollen Sie sich stellen?
2. Was ist hierbei eine typische Situation, in der Sie sich eher wie ein »Opfer« und kaum wie ein »Held« fühlen?

3. Was ist Ihr Dämon, den Sie bezwingen müssen, wenn Sie sich auf die Herausforderung einlassen?
4. Wenn Sie sich diesem Dämon stellen, um sich auf Ihre Heldenreise zu begeben, was genau müssten Sie dann tun und in wen würden Sie sich verwandeln? Formulieren Sie für sich eine Metapher, zum Beispiel: »Ich werde aufgefordert, ein Botschafter/Kämpfer/Zeitwächter (oder Ähnliches) zu werden.«
5. Welche Ihrer Fähigkeiten und Ressourcen benötigen Sie und müssen Sie weiterentwickeln, damit Sie die Herausforderung annehmen und sich auf den Weg zu Ihrem Ziel/Ihrer Berufung machen können? Wählen Sie drei bis maximal fünf Ressourcen aus, die Sie auf Kärtchen notieren und einfach um sich herum auf dem Boden auslegen.
6. Welche Mentoren/Ratgeber/Beschützer stehen für diese Ressourcen? Identifizieren Sie für jede Ressource eine Person.
7. Wählen Sie für sich einen Platz im Raum und stellen Sie sich vor, wie diese Personen um Sie herum angeordnet sein müssten, um Sie bestmöglich zu unterstützen.
8. Stellen Sie sich auf den Platz dieser Personen – einen nach dem anderen. Welche Botschaft, welchen Rat gibt jeder einzelne der Mentoren? Bleiben Sie ganz ruhig dabei stehen und horchen Sie in sich hinein. Sie brauchen nichts zu erzwingen, lassen Sie einfach Ihre Gefühle und Gedanken kommen.
9. Stellen Sie sich abschließend auf Ihren eigenen Platz im Raum, machen Sie sich Ihre Mentoren und deren Botschaften bewusst. So gestärkt gehen Sie gedanklich in die Zukunft und stellen sich erfolgreicher und sicherer Ihrer Herausforderung. Lassen Sie sich überraschen, wie gut die Übung in Ihrem Alltag nachwirken wird!

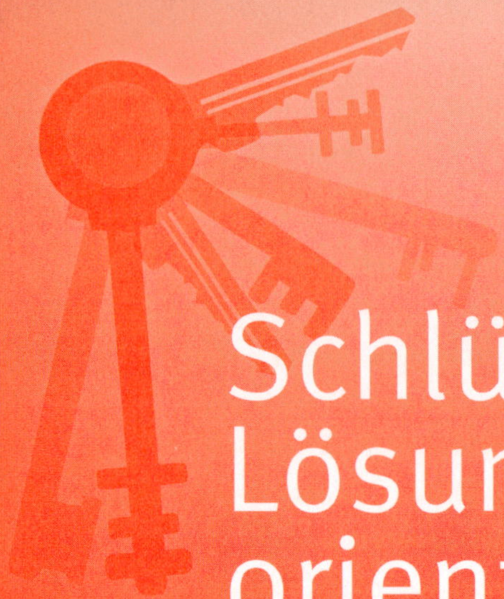

Schlüssel 6: Lösungs- orientierung

Lösungsorientierung verhilft Ihnen zu mehr Klarheit und Stärke, da Sie Ihren Fokus darauf richten, was Ihnen gut tut, und sich auf die Aufgaben konzentrieren, die Sie weiterbringen. Begeben Sie sich außerdem auf Visionssuche – was brauchen Sie, um Ihren Lebenstraum verwirklichen zu können?

Zusammenhang von Problem und Lösung

»Wenn einem das Wasser bis zum Hals steht, darf man den Kopf nicht hängen lassen.« Mit diesem Satz beschreibt die Politikerin Ingrid Matthäus-Maier sehr drastisch den Zusammenhang von Problemen und Lösungen. Im Problem hängen zu bleiben, außer Trübsal zu blasen nichts zu tun, um eine Krise zu bewältigen, das

würde im obigen Bild das Ende bedeuten. Ausgehend von der Annahme, dass Probleme grundsätzlich gelöst werden können, sollten wir also besser den Kopf aufrecht halten. Zwangsläufig blicken wir dann nach vorn. Auch Hoffnung steckt in diesem Satz, nämlich dass wir den unangenehmen, unbefriedigenden Zustand in einen besseren verwandeln können.
Aus der lösungsorientierten Kurzzeittherapie nach Steve de Shazer ist die sogenannte Wunderfrage bekannt: »Angenommen, es würde über Nacht, während Sie schlafen, ein Wunder geschehen und Ihr Problem wäre gelöst. Woran würden Sie das merken? Was wäre dann anders? Wie werden das andere erfahren, ohne dass Sie ein Wort darüber zu ihnen sagen?« Viele Menschen beantworten die Wunderfrage mit: »Mir würde es besser gehen, ich würde mich besser fühlen, ich könnte besser dies oder jenes tun, ich hätte eine ganz andere Ausstrahlung.« Wenn Sie sich selbst diese Frage stellen, was wäre Ihre Antwort?

Chancen statt Probleme sehen

Lösungsorientierung ist eine Haltung, die uns in jeder Situation unseres Lebens hilft. Statt mit unseren Gefühlen und Gedanken immer wieder um ein Problem zu kreisen und nach dessen Ursachen zu forschen, können wir auch ganz einfach prüfen, was gut funktioniert. Wenn uns etwas nicht gut tut oder etwas nicht klappt, sollten wir etwas anderes ausprobieren. Wir sollten nach Chancen Ausschau halten. Ein schönes Beispiel dazu liefert Mark Twains Geschichte von Tom Sawyer. Darin wird erzählt, wie der Schlingel wieder einmal etwas angestellt hatte und nun zur Strafe einen Zaun streichen sollte. Doch er benahm sich so, als sei es eine Ehre, den Zaun streichen zu dürfen. Das führte dazu, dass all die anderen Jungen, die an ihm vorbeikamen, sich darum rissen, mitmachen zu dürfen, und Tom dafür sogar noch mit Geschenken bestachen, anstatt ihn auszulachen. So musste er keinen einzigen weiteren Pinselstrich mehr machen, verbrachte den Tag in angenehmer Gesellschaft und bekam obendrein Anerkennung und Wertschätzung. Die Geschichte zeigt deutlich, wie allein durch eine andere Bewertung eine wunderbare Lösung möglich wurde.

Mit Lösungsorientierung wieder aktiv werden

Wenn man sich orientiert, dann geht es in der Regel darum, einen Weg, eine Richtung zu finden, die man einschlagen möchte. In meiner Kindheit und Jugendzeit musste ich oft mit meinen Eltern zum Wandern gehen. Als ich dann selbst über meine Aktivitäten entscheiden durfte, mied ich die Berge völlig. Die Alpen erklärte ich damals eher zum Störfaktor auf dem Weg nach Italien. Vor etlichen Jahren kam ich jedoch für sechs Wochen nach Berchtesgaden, da ich meinen Ex-Mann nach einer Bandscheibenoperation zur Reha begleitete. Ständig hatte ich dort die Berge vor Augen und irgendwie bekam ich dann doch wieder Lust zu wandern. Ich kaufte mir eine Wanderkarte, wählte einen Berg aus und zog los. Der Weg sah auf der Karte so einfach aus, ganz gerade … aber er ging beinahe kerzengerade den Berg hinauf. Ich keuchte nicht schlecht und war abends fix und fertig. Ich hatte mich anhand der Karte völlig falsch orientiert. Die Lösung war: Ich musste die Höhenlinien bei meiner Planung beachten, und meine Wirtsleute schärften mir ein: »Nicht immer wieder stehen bleiben, sondern langsam durchlaufen!« Auf diese Weise ging es am nächsten Tag schon deutlich besser. Am Ende der sechs Wochen schaffte ich eine äußerst anspruchsvolle Tour auf den Watzmann. Seither war ich dort in der Region schon recht häufig unterwegs.

Wie sieht es mit Ihrer Orientierung aus?

Haben Sie Ihren Blickpunkt im Laufe dieses Buches bereits gewechselt, sodass Sie schon ganz gut wissen, was Sie stärkt? Ich hatte Sie bei einigen Übungen nach einer Selbsteinschätzung auf einer Skala von 1 bis 10 gefragt. Wie viele Punkte würden Sie sich jetzt geben, wenn 1 = schwach wie Espenlaub und 10 = stark wie ein großer Baum bedeutet? Sie werden garantiert nicht jeden Tag die 10 erreichen, manchmal steht man einfach mit dem falschen Fuß auf. Wichtig ist nur, dass Sie sich mehr auf den starken Baum fokussieren, als sich immer wieder zu sagen, wie schwach Sie sind … Im folgenden Selbst-Check können Sie Ihre Erfahrungen mit den Übungen einfach mal zusammentragen.

SELBST-CHECK: WIE LAUTET IHRE ZWISCHENBILANZ?

Nehmen Sie sich etwa 10 Minuten Zeit für ein kleines Brainstorming und lassen Sie sich dabei nicht stören.

- **Welche stärkenden Einstellungen, Glaubenssätze und Annahmen über sich und die Welt haben Sie?**
- **Auf welche Ressourcen können Sie sich stützen – eigene Stärken sowie Unterstützung durch andere?**
- **Wie geben Sie sich die innere Gewissheit Ihrer Stärke? (Zum Beispiel, indem Sie sich bewusst machen, was Sie schon alles geschafft haben oder wie Sie sich mit vielen Kleinigkeiten Ihren Tag und Ihr Leben erfolgreich organisieren.)**

Energie auf Positives richten

Durch Lösungsorientierung können Sie auch entscheiden, wovon Sie wegkommen wollen. Bei Belastungen und hohem Arbeitsdruck, wenn Sie sich so richtig im Stress fühlen, genau dann sollten Sie sich bewusst eine kurze Auszeit nehmen und mal auf einen Berg steigen. Dies kann ein echter Berg, aber auch ein symbolischer, gedanklicher Berg sein. Es geht einfach darum, dass Sie sich Abstand von der aktuellen Situation verschaffen und Ihre Prioritäten neu setzen. Erkennen Sie, was unveränderbar ist und wo Sie Einfluss nehmen können. Lösungsorientierung heißt folglich: Sie entscheiden, was Ihnen gut tut, was Sie weiterbringt, und darauf richten Sie Ihre Energie und Aktivitäten.

Aufgaben sortieren

Nachdem wir alle in unsere täglichen Aufgaben und Pflichten eingebunden sind, hilft vielleicht als erster Schritt, um sich Luft zu verschaffen, ein wenig Zeitmanagement. Mit der sogenannten Eisenhower-Matrix können Sie anfangen, Ihre Aufgaben zu sortieren. Angeblich hat sich General Eisenhower, der spätere amerikanische Präsident, bei allen anstehenden Vorhaben vorher immer gefragt: »Wie wichtig und wie dringend ist diese Aufgabe?« Aufgrund der Bewertungen hat er dann entschieden, wann und wie ausführlich er etwas tun wollte.

- Was wichtig und dringend war, das hat er sofort getan.
- Was wichtig, aber nicht dringend war, dafür hat er entsprechende Zeiten eingeplant.
- Was dringend, aber nicht wichtig war, das hat er möglichst knapp und konzentriert getan.
- Was nicht wichtig und nicht dringend war, darum hat er sich gar nicht gekümmert.

Um dieses Prinzip zu nutzen, können Sie ganz einfach eine sogenannte 4-Felder-Matrix nutzen (siehe die Übung für Ihre Aktivitätenplanung auf der folgenden Seite).

Das Pareto-Prinzip

Ich gehe von zwei Annahmen aus: Zum einen, dass wir alle Aufgaben, die wir erledigen müssten, gar nicht schaffen können. Das gilt im privaten, aber insbesondere im beruflichen Bereich. Es wird immer ein mehr oder weniger großes Päckchen an Aufgaben übrig bleiben. Dies müssen wir als gegeben hinnehmen. Zum anderen, dass es darauf ankommt, dass wir mit dem, was wir tun, den größtmöglichen Effekt erzielen.
Hinter diesem Ansatz steckt das Pareto-Prinzip, die Zwanzig-zu-achtzig-Regel. Mit 20 Prozent der eingesetzten Zeit erreichen wir 80 Prozent unseres Erfolgs und unserer Zufriedenheit. Diese Zwanzig-zu-achtzig-Regel können Sie auf viele Bereiche anwenden. Sie haben zum Beispiel in Ihrer Wohnung oder in Ihrem Haus garantiert »Trampelpfade«, mit denen Sie den möglichst kürzesten Weg von der Küche ins Wohnzimmer oder ins Bad oder Schlafzimmer zurücklegen. Folglich werden Sie 20 Prozent Ihrer Wohnfläche auch nur zu 80 Prozent nutzen. Natürlich brauchen wir auch die gemütlichen Ecken und Winkel unserer Wohnung. Wenn es jedoch um den größten Effekt zum Beispiel beim Putzen geht, dann sollten Sie sich auf die Trampelpfade konzentrieren und nicht täglich Ihre kostbare Zeit für wenig genutzte Ecken vergeuden.
Wenn Sie nun Ihre Aufgaben sortieren, fangen Sie mit dem Prioritätensetzen am besten an, indem Sie sich von den Pflichten und Aufgaben lösen, die Sie sicher nicht weiterbringen, die nicht wichtig und auch nicht dringend sind. Damit schaufeln Sie sich Zeit frei für die bedeutenden Dinge in Ihrem Leben.

ÜBUNG: 4-FELDER-MATRIX FÜR IHRE AKTIVITÄTENPLANUNG

Unterteilen Sie ein Blatt in Ihrem Resilienz-Notizbuch in vier Felder. Übertragen Sie in diese Felder die unten stehenden Überschriften und dann ordnen Sie Ihre aktuellen Aktivitäten und Aufgaben entsprechend zu.

Wichtig, nicht dringend: Termin setzen, bis wann es erledigt sein muss	**Wichtig und dringend:** Sofort tun
Nicht wichtig, nicht dringend: Gar nicht tun	**Nicht wichtig, aber dringend:** Knapp und konzentriert tun

Entscheiden Sie zusätzlich, wie viel Zeit Sie für die einzelnen Aktivitäten verwenden (oder verschwenden) wollen. Seien Sie rigoros: Streichen Sie, schmeißen Sie die Dinge raus, die Sie nicht weiterbringen. Stellen Sie sich vor, Sie seien ein Ballonfahrer. Aller Ballast muss raus, damit Sie möglichst weit fliegen können.

Lösungsorientierung in Beziehungen

Im zwischenmenschlichen Bereich bedeutet lösungsorientiertes Verhalten, dass Sie auf negative Emotionen möglichst nicht einsteigen. Stellen Sie sich vor, dass Sie einen Anruf bekommen. Das kann ein Kunde, ein Kollege, der Chef, aber genauso gut Ihr Partner, Ihre Mutter oder eine gute Bekannte sein. Der Anrufer beschwert sich, aus welchen Gründen auch immer, bei Ihnen. Irgendetwas haben

Sie in seinen Augen nicht richtig gemacht. Wenn Sie jetzt verbal »zurückschießen« oder sich beleidigt ins Schneckenhaus zurückziehen, werden Sie dazu beitragen, dass die Situation schwierig wird. Lösungsorientiert zu handeln bedeutet in solch einer Situation, dass Sie den anderen »abholen« und in ein ruhiges Fahrwasser führen, damit Sie dann möglichst sachlich und konsensorientiert miteinander das Thema klären können. Abholen bedeutet in diesem Kontext: Ich verstehe den anderen, aber seine Meinung muss ich noch lange nicht teilen.

Wenn kein Konsens möglich ist

Sicherlich gibt es auch Situationen, in denen zum Beispiel Ihr Chef oder Kollege keinen Konsens will. Möglicherweise bekommen Sie nicht mal die Chance, Ihre Sichtweise darzustellen. Der andere will einfach nur recht behalten. Dann bedeutet lösungsorientiertes Vorgehen, dass Sie pragmatisch für sich nach einem Ausweg suchen, dass Sie Alternativen, Optionen für sich entwickeln, sich aber keineswegs auf das Spielfeld der Auseinandersetzung begeben. Jedes weitere Argument, das Sie zu platzieren versuchen, wird vermutlich falsch ausgelegt und gegen Sie verwendet. Nehmen Sie sich zurück, suchen Sie Ihren Ausweg da, wo Sie Ihre Energie nützlich einbringen können. In manchen festgefahrenen Arbeitssituationen wird das bedeuten, dass Sie sich in Ihrer Freizeit engagieren, jedoch keinesfalls in Ihrem Job. Diese Haltung entspräche dem sogenannten »Dienst nach Vorschrift«. Sie machen genau das, was von Ihnen verlangt wird, jedoch keinen Strich mehr. Sie kümmern sich nur um Ihre Aufgaben und schauen dabei möglichst wenig nach rechts oder links. Wie lange solch eine Haltung funktioniert, wie lange Sie so etwas aushalten wollen, können nur Sie entscheiden. Eine Zeit lang können Sie sich auf diese Weise vermutlich ganz gut durchmogeln, wegducken. Auf Dauer gilt es jedoch für ein erfülltes Leben neu und klar die Prioritäten zu setzen. Dasselbe trifft natürlich auch auf die Partnerschaft zu. Eine Zeit lang können wir uns an anstehenden Lösungen vorbeischummeln, doch auch hier sind wir früher oder später gezwungen, uns selbst zuliebe Farbe zu bekennen und uns neu zu orientieren.

Wünsche und Visionen bewusst machen

Als 18jährige wollte ich Tropenförsterin werden. Ich sah meinen Weg ganz klar vor mir: Zuerst ein Studium der Forstwirtschaft und dann ein Aufbaustudium in Hamburg. Im Hinterkopf hatte ich das Bild von mir, wie ich wichtig durch den Urwald stapfe. Tropenförsterin bin ich leider nicht geworden. Mein Vater, der immer wieder mit Forstleuten zu tun hatte, redete mir diesen Beruf mit bester Absicht massiv aus, da das seiner Meinung nach kein Beruf für eine Frau war. Danach begann ich viele Ausbildungsschritte, um immer wieder festzustellen, was ich nicht wollte. Daher bin ich heute absolut überzeugt, dass solche tiefen Wünsche, verbunden mit klaren Bildern, Raum brauchen, dass sie uns in die Energie bringen, dass sie gelebt werden wollen. Inzwischen war ich immer wieder in den Tropen – leider mehr oder weniger nur als Touristin.
Meine intensivste Erinnerung habe ich an einen Urlaub auf der Halbinsel von Paria in Venzuela. Dort verbrachte ich ein paar Tage in einem Stück Urwald, das als großer botanischer Garten entwickelt werden sollte. Auf einer großen Wiese zwischen Urwaldriesen durfte ich zelten. Tagsüber erkundete ich mein Umfeld, streifte durch die Botanik oder ich genoss auf der Wiese sitzend einfach meine freie Zeit. Das schönste Erlebnis war für mich die Begegnung mit einem Kolibri. Ich saß auf der Decke und plötzlich flatterte er etwa 30 cm vor meinem Gesicht. Gefühlt war es

eine Ewigkeit, die dieser kleine Kerl vor mir in der Luft stand. Die Einheimischen dort sagen, dass Kolibris verwandte Seelen sind, was immer das auch für meine Begegnung bedeutete. Mich hat dieser Moment sehr berührt und eine solche positive, gedankliche, emotionale Verbindung mit »Urwald« erlebe ich immer wieder.
Nicht dass Sie mich missverstehen, ich bin inzwischen zufrieden mit meinem Lebensweg, auch wenn ich ab und zu noch überlege, was alles möglich gewesen wäre, wenn ich mich gegenüber meinem Vater durchgesetzt und doch den anderen Weg gewählt hätte.

Den eigenen Ruf erspüren

Die meisten Menschen haben als Kinder ganz viele Ideen, was sie einmal werden wollen. Im Laufe des Erwachsenwerdens verlieren wir diese Wünsche jedoch oftmals aus den Augen, weil sie vielleicht zu »unrealistisch« oder »zu wenig Erfolg versprechend« erscheinen. Ich bin jedoch überzeugt davon, dass Menschen Visionen und vielleicht auch so etwas wie eine Berufung brauchen, um ein wirklich erfülltes Leben zu führen.
Was ist Ihnen wirklich wichtig? Wovon haben Sie als Kind schon geträumt? Verspüren Sie tief in Ihrem Inneren so etwas wie einen Ruf, dem Sie folgen könnten? Was könnte Ihre Aufgabe sein? Haben Sie vielleicht einen inneren Antrieb, etwas unbedingt tun zu wollen, ein Ziel, wo Sie auf jeden Fall hin möchten? Für die einen kann die Berufung beispielsweise darin liegen, anderen Menschen zu helfen. Für die anderen, jungen Leuten ein Vorbild zu sein und ihnen als Mentor viele gute Ratschläge für die Lebensgestaltung geben zu können. Wieder andere verspüren vielleicht einfach nur den ganz großen Wunsch, einmal in ihrem Leben einem leibhaftigen Elefanten in freier Wildbahn zu begegnen oder eine Pinguinkolonie in einer noch intakten Antarktis zu besuchen.

ÜBUNG:
WUNSCHBILDER FÜRS EIGENE LEBEN ENTDECKEN

Scannen Sie einfach mal Ihr bisheriges Leben durch. Gibt es so etwas wie einen roten Faden, etwas, das sich immer wieder in Ihrem Leben zeigt, und bei dem Sie vielleicht sogar das Gefühl haben »Da geht mir das Herz auf«? Machen Sie sich Notizen, damit Sie anschließend Ihre Schlüsselwörter entdecken können. Nutzen Sie die folgenden Leitfragen für Ihre Suche:

1. Was haben Sie als Kind gern getan? Welche Spiele haben Sie gespielt?

2. Welche Geschichten haben Sie sich ausgedacht, welche Bücher haben Sie gelesen?

3. Welche Sendungen haben Sie im Fernsehen gesehen? Welche Rollen hätten Sie gern gespielt?

4. Was wollten Sie werden, als Sie noch Kind oder Jugendlicher waren? Was waren Ihre Traumberufe?

5. Wen haben Sie bewundert? Was hat diese Person ausgezeichnet, dass Sie wie dieser Mensch sein wollten?

6. Wie und wo wollten Sie leben?

7. Was war früher sonst noch wichtig für Sie?

Prüfen Sie Ihre Notizen:

- **Was haben Sie von dem, was Ihnen wichtig war, bereits in Ihr Leben integriert? Hierbei geht es nicht um eine 1:1-Umsetzung der Ideen, sondern eher um die Lebensqualitäten, die hinter diesen Ideen stehen. Auch wenn Sie nur wenige Aspekte integriert haben, sollten Sie auf diese stolz sein.**
- **Gibt es etwas, das Sie früher gern getan und heute völlig vergessen haben? Dann überlegen Sie, wie Sie dies wieder aktiv in Ihr Leben einbauen können. Es wird Ihnen gut tun.**

Die Visionssuche starten

Die Suche nach der ureigensten Lebensaufgabe verbanden frühere Gesellschaften oft mit dem Ritual einer Visionssuche. Nach einer Vorbereitungszeit, oftmals mit intensivem Fasten, brach der jugendliche Suchende auf und verbrachte mehrere Tage und Nächte draußen in der Natur. Eine solche Visionssuche können wir auch heute noch für uns nutzen. Wenn wir uns durch Fasten und Rückzug ganz auf uns selbst besinnen (als Ort für eine solche Einkehr eignet sich zum Beispiel ein Kloster sehr gut), werden Gedanken und Träume sehr intensiv und können uns helfen, uns zu sammeln und auf ein Ziel auszurichten. Gleichzeitig öffnen wir uns für die Intuition, und wir kommen in Kontakt mit unseren Herzenswünschen und der eigenen Seele.

Von Erwachsenen werden Visionssuchen meist unternommen, um Lösungen auf persönliche Fragen zu finden, um einen neuen Lebensabschnitt zu beginnen oder um ihr Leben mit neuen Augen, unter anderen Perspektiven sehen zu lernen. Die Art und Weise, wie wir unsere Suche gestalten, kann völlig unterschiedlich sein.

Wir können uns für ein paar Tage oder auch Wochen auf den Jakobsweg begeben, einfach von Hütte zu Hütte in den Alpen unterwegs sein oder uns auf eine Insel zurückziehen. Die Natur, Berge und Wasser sind altbewährte »Hilfsmittel«, um abzuschalten und in Kontakt mit sich selbst zu kommen.
Ideal wäre, wenn Sie dabei auch auf eine digitale Abstinenz achten, damit Sie nicht von irgendwem per Handyanruf aus Ihren Gedanken gerissen werden.
Einer meiner Lieblingsautoren, Sergio Bambaren, beschreibt solche Reisen zu sich selbst in seinen Romanen »Das weiße Segel« und »Ein Strand für meine Träume«. In diesen Geschichten geht es um einen erfolgreichen, jedoch unglücklichen Mann, der auf unterschiedliche Weisen lernt, seine Lebensprioritäten neu zu setzen, und anfängt, seinen Lebenstraum zu realisieren. Ähnlich verläuft die Geschichte in dem Kinofilm »Brot und Tulpen«. Eine Italienerin wird von ihrer Reisegruppe auf einer Autobahnraststätte vergessen. Per Autostopp versucht sie, der Gruppe hinterherzukommen. Als ein Hinweisschild nach Venedig auftaucht, entscheidet sie spontan, nicht zu ihrem Ehemann nach Hause, sondern in die fremde Stadt zu fahren. Dort findet sie nach verschiedenen Verwicklungen neue Kontakte, Arbeit und eine für sie endlich erfüllende Liebe.

Die persönlichen Lebensmotive

Entscheidend für solche Lebensveränderungen ist die Bereitschaft, genauer in sein Inneres zu horchen. Oft gehen unsere Motive, etwas zu verändern, im Alltagstrott, in Routine und Gewohnheiten verloren. Besonders Ängste können dazu beitragen, zu lange an etwas festzuhalten. Auch wenn die aktuelle Situation vielleicht nicht so schön ist, ist sie uns zumindest vertraut und ängstigt uns nicht … Von daher kann es durchaus sein, dass wir zwar knapp unter der

Bewusstseinsoberfläche schon längst bemerkt haben, dass uns eine Situation nicht mehr gut tut, doch die Angst vor dem Alleinsein, vor allem aber vor dem Ungewissen (wer weiß, wie lange wir allein bleiben müssen/keine neue Arbeit finden, wer sagt denn, ob der nächste Partner/Chef besser ist als der alte … und so fort), sorgt dafür, dass wir dennoch in der unguten Situation verharren.

Um herauszufinden, was uns wirklich antreibt und motiviert, dazu hat Steve Reiss, ein amerikanischer Motivationsforscher, ein Modell mit 16 Lebensmotiven entwickelt. Ich habe mich bei der folgenden Liste der Lebensmotive an das Reiss-Modell angelehnt, habe es jedoch mit eigenen Begriffen und Interpretationen verknüpft. Nicht jedes Motiv wird für Sie gleich wichtig sein. Auf Ihre persönlichen Top 3 kommt es an. Sie können die Tabelle auf der übernächsten Seite kopieren, Sie können Ihre Einträge jedoch auch direkt ins Buch schreiben, wie es Ihnen lieber ist.

ÜBUNG: LEBENSMOTIVE KLÄREN

Wählen Sie aus der folgenden Liste 10 Motive aus, die Ihnen wichtig sind, und übertragen Sie diese in die Kreuztabelle auf Seite 153. Wenn Sie zum Beispiel als Erstes das Motiv »Neugier« ausgewählt haben, dann tragen Sie dieses bei der Zahl 1 einmal senkrecht und einmal waagrecht ein. Ihre 10 ausgewählten Motive können Sie miteinander vergleichen, um eine Rangfolge herauszufinden. Fragen Sie sich: Ist mir Motiv 1 oder Motiv 2 wichtiger? Notieren Sie jeweils die Zahl des Ihnen wichtigeren Motivs in der Tabelle. Entscheiden Sie aufgrund Ihres Bauchgefühls, logisch wird das nicht immer funktionieren. Anschließend

können Sie zusammenzählen, wie oft Sie sich für die einzelnen Motive entschieden haben. Aufgrund der Häufigkeit erhalten Sie folglich Ihre Top 3.

Motive

- Macht: Einfluss nehmen und gestalten
- Selbstbestimmung: frei und unabhängig
- Neugier: interessiert an neuem Tun und Wissen
- Zugehörigkeit: dabeisein, akzeptiert werden
- Ordnung: Bedürfnis nach Struktur, Klarheit, guter Organisation
- Sparen: genügsam, Reserven aufbauen
- Ehre: Wichtigkeit von Prinzipien, Loyalität, Moral
- Gerechtigkeit: Gleichbehandlung und Fairness
- Beziehungen: Nähe mit anderen, Freundschaft
- Liebe: Partnerschaft, Familie, Kinder
- Status: Streben nach Prestige und öffentlicher Aufmerksamkeit
- Konkurrenz: gewinnen, besser sein, durchsetzen
- Eros: Erotik, Berührungen, Sex und Schönheit
- Genuss: Freude am Essen, Trinken, Sinnlichem
- Aktivität: geistige und/oder körperliche Fitness
- Ruhe: innere und äußere Entspannung/Sicherheit

Aus diesen 16 Motiven sollten Sie sich 10 auswählen. Diese tragen Sie nun sowohl waagrecht als auch senkrecht in der gleichen Reihenfolge in die Tabelle ein. Angenommen, Sie haben bei 1 Neugier, bei 2 Liebe, bei 3 Ruhe eingetragen und so fort. Vergleichen Sie nun jeden Wert mit jedem. Was ist Ihnen wichtiger:

Ist Ihnen 2 Liebe oder 1 Neugier wichtiger? Wenn Sie sich für Liebe entscheiden, tragen Sie die 2 in das Kästchen ein.

Ist Ihnen 3 Ruhe oder 1 Neugier wichtiger? Wenn Sie sich für Ruhe entscheiden, tragen Sie die 3 in das Kästchen ein.

Tabelle:

1	2	3	4	5	6	7	8	9	10	
●										1
	●									2
		●								3
			●							4
				●						5
					●					6
						●				7
							●			8
								●		9
									●	10

Auswertung										
Wert	1	2	3	4	5	6	7	8	9	10
Anzahl										
Rang										

Ihre Top 3:

Überlegen Sie zu jedem Ihrer Top-3-Lebensmotive, was Sie konkret tun können, wie Sie dieses Motiv mehr in Ihr Leben integrieren können. Angenommen Ihre drei Motive sind Beziehungen, Zugehörigkeit und Eros. Dann könnten Ihre Verhaltensweisen vielleicht folgendermaßen aussehen: Um Beziehungen zu pflegen, könnten Sie ein privates Treffen außerhalb der Partnerschaft pro Woche machen, einmal pro Woche mit der Mutter telefonieren und jede Gelegenheit nutzen, um sich mit Neugier auf andere Menschen einzulassen. Um Ihr Bedürfnis nach Zugehörigkeit zu stärken, könnten Sie zusammen mit anderen Fahrrad fahren gehen, eine Gruppenreise machen, sich in einem Verein aktiv betätigen. Um Ihr Eros-Motiv zu stärken, könnten Sie sich vielleicht bei einem Zumbakurs anmelden, um ein besseres Körpergefühl zu bekommen, öfter ausgehen und mehr flirten.
Notieren Sie sich je Motiv drei konkrete Verhaltensweisen.

Meine Verhaltensweisen zur Stärkung für Motiv 1:

Meine Verhaltensweisen zur Stärkung für Motiv 2:

Meine Verhaltensweisen zur Stärkung für Motiv 3:

Übung zur eigenen Stärkung: Walt-Disney-Strategie

Das eigene Leben bereichern, mehr Optionen kreieren – das könnte ein Wahlspruch von Walt Disney gewesen sein. Stets war er mit seinen Entwicklungen anderen einen Schritt voraus. Mickey Mouse, Donald und Daisy Duck, Pluto, Goofy und viele andere beliebte Figuren sind in seinen Studios entstanden. Er entwickelte neue Animationstechniken und produzierte die ersten abendfüllenden Dokumentarfilme über Tiere und Pflanzen. Auch für das Fernsehen produzierte er Filme, die er bereits in Farbe aufnahm, obwohl sie zu der Zeit nur schwarz-weiß gesendet werden konnten. Auch mit seinen Vergnügungsparks zeichnete er sich als Visionär aus. Seine Fähigkeit, vorauszuschauen, aktiv und kreativ zu sein, basierte auf einer genialen Strategie. Die meisten Menschen entwickeln Ideen, um sie anschließend gleich selbst wieder abzuqualifizieren: »Das geht nicht, das taugt nichts, weil …« Somit führen sie die Einfälle gar nicht erst weiter und alles verläuft im Sande. Disney hingegen nutzte drei Entwicklungsschritte:

1. Träumen
2. Planen
3. Kritisieren

In drei Phasen zum perfekten Ergebnis

In der ersten Phase entwickelte er zusammen mit seinem Team ausschließlich Ideen, visionäre Vorstellungen und hing seinen Träumen nach. In der zweiten Phase plante er die Umsetzung der Ideen und in der dritten Phase verbesserte er die Umsetzungspläne. Die drei Phasen wurden immer wieder durchlaufen, bis ein exzellentes Ergebnis herauskam. Nutzen Sie diese Strategie auch für sich, um Ihre Stärken zu fördern und nach dem Stehaufmännchen-Prinzip Ihre Herausforderungen zu meistern.

ÜBUNG: TRÄUMEN, PLANEN, KRITISIEREN UND VERBESSERN

Bei dieser Übung sollten Sie zuerst Ihre Gedanken kommen lassen. Sie benötigen drei Moderationskarten, da Sie sich drei Positionen im Raum suchen, die Sie mehrfach ablaufen können. Abschließend können Sie dann in Ihrem Resilienz-Notizbuch die wichtigsten Erkenntnisse aus der Übung festhalten.

1. Rahmen setzen: In welche Richtung, zu welchem Thema möchten Sie kreativ werden? Was würde Ihnen gut tun? Was ist Ihr Ziel? Bis wann wollen Sie dieses Ziel erreichen und woran werden Sie merken, dass Sie Ihr Ziel erreicht haben?
2. Die drei Positionen installieren: Suchen Sie sich im Raum drei Plätze und legen Sie dort jeweils eine Moderationskarte aus. Beschriften Sie diese mit Träumer, Macher, Kritiker. Wichtig: Behalten Sie während der ganzen Übung diese Reihenfolge bei (damit der Kritiker nicht vorschnell die Ideen kaputt macht). Nehmen Sie nacheinander die Position des Träumers, des Machers und des Kritikers ein, wobei Sie sich jeweils an eine Situation in der Vergangenheit erinnern, in der Sie ressourcenvoll und erfolgreich in dieser Haltung aktiv waren. Machen Sie sich bewusst, wie es sich anfühlt, mit diesen unterschiedlichen Haltungen unterwegs zu sein. Zum Träumen hilft es, den Kopf leicht in den Nacken zu legen und quasi in die Wolken zu schauen. Als Macher werden Sie eher geradeaus, innerlich fokussiert auf diese Ideen schauen. Der konstruktive Kritiker »wälzt« die Ideen hin und her, nimmt dabei oft auch unterschiedliche Blickrichtungen ein.

3. Visionieren: Starten Sie mit der Position des Träumers. Was genau möchten Sie tun? Welche Ideen haben Sie für Ihr Thema? Wo soll Ihre Lebensreise hingehen? Was sind Ihre Herzenswünsche? Alles ist erlaubt – Ihr innerer Zensor macht gerade Urlaub. Malen Sie sich Ihre Ideen aus.
4. Umsetzen: Begeben Sie sich auf die Position des Machers. Denken Sie darüber nach, wie Sie diese Vision, diese Ideen für Ihr Ziel verwirklichen können. Machen Sie im Kopf einen groben Projektplan. Prüfen Sie, welche Ressourcen Sie für die Verwirklichung brauchen. Lassen Sie Ihre spontanen Umsetzungsideen zu.
5. Kritisieren: Gehen Sie auf die Position des Kritikers. Nehmen Sie Ihr Ziel, Ihre Vision und den Umsetzungsplan wahr. Ist das so schon okay? Was fehlt? Gibt es einfachere Wege zum Ziel? Macht es Spaß, das so umzusetzen? Was passt nicht? Was kann besser gemacht werden? Lassen Sie ruhig Ihre Gedanken umherwirbeln. Sie werden merken, dass zum Schluss ein bis zwei konkrete Gedanken im Vordergrund stehen.
6. Zweiter Durchlauf: Gehen Sie mit den Anregungen des Kritikers wieder auf die Position des Träumers: Träumen und visionieren Sie noch intensiver. Gehen Sie weiter mit dem Traum zum Macher, damit er einen noch besseren Plan dazu macht. Gehen Sie nochmals auf die Position des Kritikers und prüfen Sie, ob Sie zufrieden sind. (Gegebenenfalls machen Sie noch einen abschließenden dritten Durchlauf zur Optimierung.)

Abschließend fehlt nur noch eins: Starten Sie mit der Umsetzung!

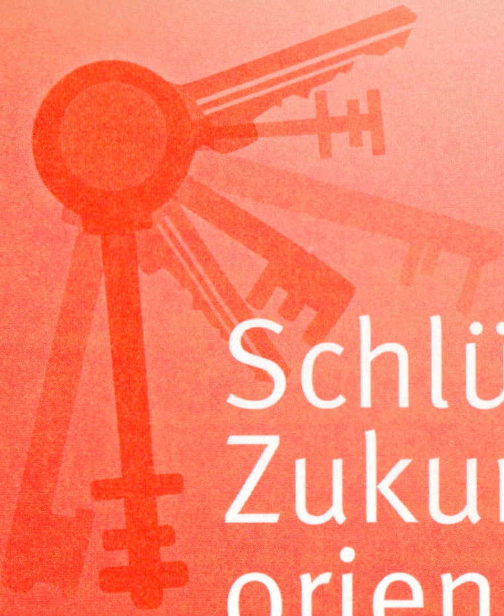

Schlüssel 7: Zukunfts-orientierung

Mit Zukunftsorientierung können Sie die Fahrtrichtung Ihres Lebensschiffs selbst bestimmen. Indem Sie aktiv und klar Ziele formulieren, erkennen Sie Ihre Möglichkeiten, diese umzusetzen. Persönliche Veränderung ist jederzeit realisierbar. Ihr Lohn: Mehr Glück und Zufriedenheit!

Neuausrichtung mit Zukunftsorientierung

Um uns wohlzufühlen und zufrieden zu sein, brauchen wir eine gute Balance zwischen Gegenwart und Zukunft. Ideal ist es, sich bewusst im Hier und Jetzt wahrzunehmen und sich darüber im Klaren zu sein, dass alles im Leben seine Zeit hat. Wer auf die Zukunft angstvoll wie ein Kaninchen auf die Schlange starrt, wird sich selbst lähmen. Wer immer nur rennt, weil er mehr und mehr tun oder haben will, wird sich schließlich selbst verlieren. Welcher der folgenden Zukunftssprüche würde Ihnen am meisten zusagen, wenn Sie wählen dürften?

- »Wer die Zukunft fürchtet, verdirbt sich die Gegenwart.« Lothar Schmidt (Politologe und Hochschullehrer)
- »Wenn Sie heute Radieschen säen, können Sie morgen keine Ananas ernten.« Quelle unbekannt
- »Die Zukunft hat viele Namen. Für die Schwachen ist sie das Unerreichbare. Für die Furchtsamen ist sie das Unbekannte. Für die Mutigen ist sie die Chance.« Victor Hugo (Dichter)
- »Wir brauchen Zukunftsmodelle, die nicht alles grau und schwarz ausmalen, sondern lohnende Ziele formulieren. Ich möchte, dass die menschliche Gesellschaft wieder etwas optimistischer an ihre Zukunftsplanung herangeht. Die einzelnen Menschen sollen in ihrer Fantasie angeregt werden, auch kleine Änderungen vorzunehmen. Das ist eigentlich das Konzept der Zukunft.« Hans-Peter Dürr (Physiker)
- »Der beste Weg, die Zukunft vorauszusagen, ist, sie selbst zu gestalten.« Willy Brandt (Politiker, Bundeskanzler und Friedensnobelpreisträger)

Aktiv nach Handlungsmöglichkeiten suchen

Mir persönlich sagt besonders die letzte Aussage zu. Ich glaube, dass es eine unserer zentralen Lebensaufgaben ist, dass wir als Maßstab für das, was wir heute und morgen tun, ein »Ich will« formulieren. Dazu benötigen wir Klarheit, Entschlossenheit und Kraft. Ein Weg, um unsere inneren Resssourcen zu aktivieren, ist, uns immer wieder bewusst zu entspannen (siehe Kapitel 3) oder uns auf die freudigen Momente im Leben zu konzentrieren (siehe Kapitel 2). Immer geht es darum, gut auf uns selbst zu achten. Eine weitere Möglichkeit, um unsere innere Stärke zu aktivieren, ist auf dem Weg zur Arbeit oder zu einer Verabredung bewusst wahrzunehmen, was um uns herum geschieht, anstatt uns von irgendwelchen Problemen oder von den nächsten anstehenden Aufgaben kirre machen zu lassen. Vielleicht scheint gerade die Sonne oder ein leichter Sommerregen erfrischt die Luft, die Vögel zwitschern, ein angenehmer Wind weht … Es gibt so Vieles, was uns im Moment Leichtigkeit und Energie schenken kann.

Schließen Sie, um solche Momente zu genießen, für einen Moment die Augen, atmen Sie ein paar Mal bewusst ein und aus und nehmen Sie mit allen Sinnen diesen Augenblick wahr.

Solchermaßen gestärkt entwickeln Sie viel leichter die Klarheit und Frische, den Mut und die Inspiration, um Ihre Zukunftsplanung anzupacken. Denken Sie dabei groß, trauen Sie sich zu, auch etwas größere Brötchen zu backen. Sie haben ganz sicher die innere Stärke, das Abenteuer Zukunft anzugehen. Starten Sie mit einer aktiven Suche nach Handlungsoptionen und halten Sie sich möglichst viele Kombinationsmöglichkeiten offen.

Erreichbare Ziele formulieren

Entscheidend für Ihre Zukunftsplanung ist, dass Sie ein Ziel beziehungsweise mehrere Ziele haben, dass Sie wissen, was Sie wollen. Dieses Ziel sollte für Sie erreichbar sein und Sie sollten durch die Zielerreichung mehr für sich herausziehen können als es Sie an Mühe, Anstrengung und Zeit gekostet hat.

Ein schönes Beispiel ist dafür die Renovierung oder der Neubau eines Hauses oder einer Wohnung. Wahrscheinlich würden die wenigsten von uns alle handwerklichen Arbeiten komplett vergeben, weil das recht kostspielig wäre. Stattdessen würden wir, wo immer es uns möglich ist, selbst Hand anlegen. Solche handwerklichen

Tätigkeiten sind durchaus mühsam, oft staubig und anstrengend, sodass Rückenschmerzen oder Muskelkater vorprogrammiert sind. Andererseits, wenn alles fertig ist, wenn wir das neue Zuhause genießen können, indem wir auf der Couch sitzen, die Beine hochgelegt, und uns mit Stolz umschauen, dann hat sich die Anstrengung absolut gelohnt. Starten Sie nun mit Ihrer Zukunftsplanung, indem Sie zuerst Bilanz ziehen und dann die Segel setzen.

Bilanz ziehen und durchstarten

Bisher haben Sie sicherlich viele neue Ideen durch die Übungen in diesem Buch gesammelt. Vielleicht haben Sie sich auch schon ein wenig neu erfunden. Ganz sicher sind Ihre psychischen Muskeln nun besser trainiert, sodass Sie an innerer Stärke deutlich gewonnen haben. Ziehen Sie hier doch einmal Bilanz mit Soll und Haben! Gönnen Sie sich für diese Reflexionsübung eine kleine Auszeit. Ziehen Sie sich für ein paar Stunden, besser noch für einen ganzen Tag zurück: Wenn es kalt ist, gehen Sie in die Sauna. Wenn es warm ist, fahren Sie an einen See. Lassen Sie zuerst mal Ihre Seele baumeln, sodass Sie körperlich in einen angenehmen, entspannten Zustand kommen. In solch einer entspannten Haltung können Sie wie ein Buchhalter ganz neutral Bilanz ziehen. So wie es ist, ist es okay. Egal wie wenig oder wie viel Sie in Ihrer Bilanz zusammenbekommen, wichtig ist, dass Sie überhaupt innehalten und bewusst Ihre aktuelle Lebenssituation betrachten. Danach können Sie sicherlich besser entscheiden, wie Ihre Lebensreise weitergehen soll. Ihr Haben, Ihre Aktivposten – das ist all das, was Sie bereits erreicht haben. Ihr Soll – das sind Ihre Ziele, wo Sie hin wollen, was Ihnen für Ihre eigene Zukunft wichtig ist. Damit sich das Leben stabil und sicher anfühlt, empfehle ich Ihnen eine Bilanz für diese fünf verschiedenen Lebensbereiche:

- Arbeit und Leistung
- Materielle Sicherheit
- Körper und Fitness
- Familie und soziale Beziehungen
- Sinn und Selbstverwirklichung

Am besten kopieren Sie die Tabelle auf Seite 163, Sie können aber genauso gut Ihre Antworten direkt ins Buch schreiben.

SELBST-CHECK: INDIVIDUELLE BILANZIERUNG

Was haben Sie für Ihr Leben erreicht, was wollen Sie zukünftig erreichen?

Bewerten Sie auf einer Skala von 1 bis 10 die Haben- und die Soll-Situation (1=mangelhaft, 10=ideal)

Schreiben Sie alles auf, was Ihnen zur Haben-Situation einfällt. Danach prüfen Sie bitte nochmals Ihre Bewertung auf der 10er-Skala. Vermutlich haben Sie bereits eine Menge erreicht und waren bei der Bewertung vielleicht zu selbstkritisch?

Entwickeln Sie anschließend vorrangig Veränderungsideen für die Lebensbereiche mit einer großen Differenz zwischen Ihrem Haben- und Soll-Wert. Zur Verwirklichung dieser Ideen können Sie ideal die anschließende Übung mit der Zielplanung nutzen.

Lebensbereich	Haben	Soll
Arbeit + Leistung **Bewertung:** **Haben = ________** **Soll = ________**		
Materielle Sicherheit **Bewertung:** **Haben = ________** **Soll = ________**		
Körper + Fitness **Bewertung:** **Haben = ________** **Soll = ________**		
Familie + soziale Beziehungen **Bewertung:** **Haben = ________** **Soll = ________**		
Sinn + Selbstverwirklichung **Bewertung:** **Haben = ________** **Soll = ________**		

Übung zur eigenen Stärkung: die Zielplanung

Bei Ihrer Ideensammlung ist sicherlich schon einiges zusammengekommen. Gut ist es, erst mal viele Optionen zu entwickeln, um aus der Menge der Möglichkeiten auswählen zu können. Zudem muss ja nicht alles jetzt sofort realisiert werden, sondern Sie sollten Schritt für Schritt an die Umsetzung gehen. Auch für Ihre Zukunftsplanung benötigen Sie Prioritäten. Legen Sie Ihren Fokus auf maximal drei bis fünf Dinge: so viele, wie Sie an einer Hand abzählen können, oder nach dem Motto: Aller guten Dinge sind drei.
Bei der Zielplanung werden meist kurz-, mittel- und langfristige Ziele unterschieden. Die Zeitspanne für langfristig reicht bei einigen Menschen über einen Zeitraum von fünf bis sieben Jahren, während andere von 20 bis 30 Jahren ausgehen.
Villeicht experimentieren Sie einfach mal mit einer Zielplanung in Relation zu Ihrem aktuellen Lebensalter. Angenommen Sie sind jetzt 45 Jahre jung:

- Ihre ultrakurzfristigen Ziele sollten Sie dann in 45 Tagen,
- Ihre kurzfristigen Ziele in 45 Wochen,
- Ihre mittelfristigen Ziele in 45 Monaten und
- Ihre langfristigen Ziele in 45 Jahren erreicht haben.

Das durchschnittliche »Verfallsdatum« für Menschen liegt aktuell bei 80 Jahren, jedoch gibt es auch immer mehr Menschen, die weit über 100 Jahre alt werden. Es ist also durchaus realistisch, dass Sie 90 Jahre oder älter werden können.
Ich persönlich wünsche mir ein Alter von +/– 96 Jahren, jedoch unter der Voraussetzung, dass ich dann auch noch bei guter Gesundheit bin. Deshalb gehört für mich zur Zielplanung auf jeden Fall, durch ausreichend Sport, ausgewogene Ernährung und viel Entspannung gut für meinen Körper zu sorgen.

ÜBUNG:
PLANEN SIE IHR LEBEN

Wählen Sie aus Ihrer Soll-Planung Ihre wichtigsten Ziele. Was möchten Sie sehen, erleben, erreichen? Nutzen Sie als Planungszeitraum Ihr eigenes Lebensalter in Tagen, Wochen, Monaten und Jahren. Notieren Sie sich in die Grafik das entsprechende Datum.

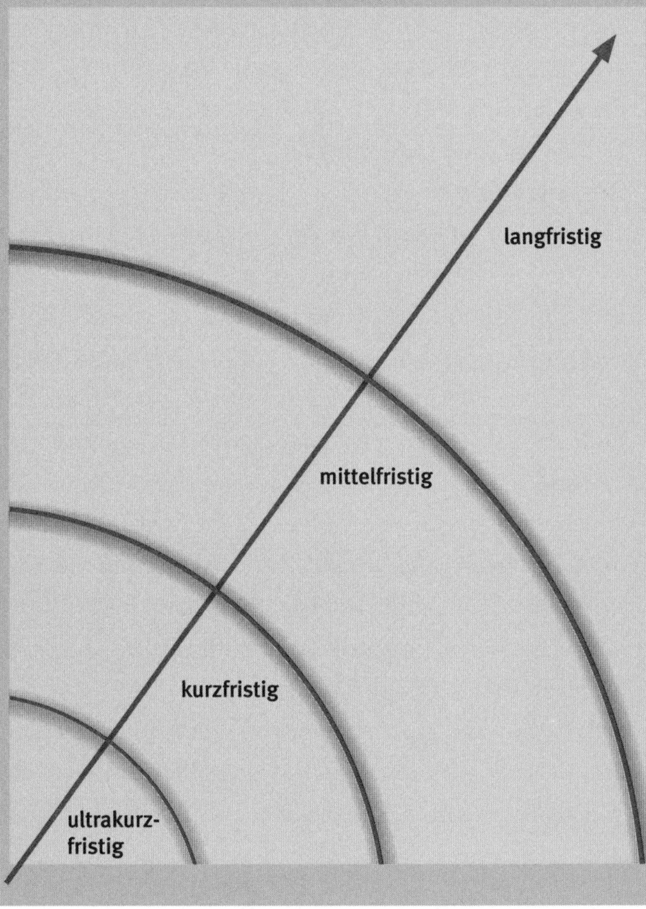

Wohlgeformte Ziele formulieren

Damit Ziele kraftvoll und attraktiv sind, damit Sie Ihre Energie tatsächlich für das Erreichen und für die Verwirklichung dieser Ziele einsetzen, benötigen Sie wohlgeformte Ziele. Wohlgeformte Ziele erfüllen folgende Kriterien:

1. Positiv formuliert: Wenn Sie sagen »Ich möchte nicht mehr« oder »Ich möchte weniger …«, dann geben Sie Ihrem Gehirn unklare, unspezifische Informationen (siehe auch Seite 46). Diese typischen Fehlformulierungen enthalten oft ein »nicht, kein, weniger«. Stattdessen sollten Sie konkret und positiv formulieren, zum Beispiel: »Ich möchte zweimal pro Woche für 30 Minuten joggen gehen.«
2. Sinnesspezifisch konkret: Ihr Gehirn braucht möglichst konkrete Vorstellungen, wie es ist, wenn das Ziel bereits erreicht ist. Was genau werden Sie dann sehen, hören, fühlen? Wenn Sie zum Beispiel weiblich, circa 1,70 cm groß sind und abnehmen wollen, müsste Ihr Ziel dann in etwa wie folgt beschrieben sein: »Ich wiege 63 kg, passe in meine alte Jeans, fühle mich richtig gut und gefalle mir, wenn ich mich im Spiegel von vorn und hinten betrachte.« Wenn Sie Spanisch lernen möchten, könnte ein Ziel wie folgt lauten: »Ich stehe in Malaga in einer Tapas-Bar und fachsimple mit meinen spanischen Tischnachbarn über chilenischen und spanischen Wein.« Sie sollten möglichst konkret Ihr Ziel beschreiben, als ob Sie es bereits erreicht hätten.
3. Selbsterreichbar: Ein Ziel muss in Ihrem Einflussbereich liegen. Es wird wenig nützen, wenn Sie wollen, dass ein anderer sich ändert. Wenn andere Personen von Ihrem Ziel betroffen sind, dann sollten Sie überlegen, was genau in Ihrer Macht steht, zu tun. Sie könnten bei dauernden Streitigkeiten zum

Beispiel Ihre Art zu kommunizieren verändern, was dann sicherlich auch Auswirkungen auf die Kommunikation der anderen Person hätte. Wenn Sie mit jemandem eine Freundschaft aufbauen wollen, dann sollten Sie aktiv handeln, den Kontakt suchen, um sich anzufreunden. Inwiefern sich die andere Person dann darauf einlässt, bleibt abzuwarten.

4. Messbar: Woran werden Sie erkennen, dass Sie Ihr Ziel erreicht haben? Sowohl anhand von Zahlen (zum Beispiel 63 kg) als auch an Ihrem Gefühl (Freude) können Sie festmachen, ob Sie das Ziel tatsächlich erreicht haben.
5. Terminiert: Hilfreich sind klare Termine, bis wann Sie ein Ziel erreicht haben wollen.
6. Ressourcen: Haben Sie die Ressourcen, um Ihr Ziel anzugehen? Was brauchen Sie dafür? Wie werden Sie diese bekommen? (Vielleicht brauchen Sie Zeit und Geld, um Spanischkurse zu belegen und immer wieder ins Land zu fahren? Vielleicht brauchen Sie neben Ihrer Willensstärke weitere Unterstützung und Mitstreiter zum Beispiel für Ihre sportlichen Aktivitäten?)
7. Richtige Zielgröße: Ist Ihr Ziel zu klein, sodass es sich gar nicht lohnt, zu starten? Dann prüfen Sie, welchen Nutzen Sie dadurch erzielen werden. Ist Ihr Ziel zu groß? Dann wenden Sie die Salamitaktik an und zerlegen es in mehrere Teilziele.
8. Kontext: Prüfen Sie, wen Ihr Ziel betreffen würde: Mit welchen Personen müssten Sie sich abstimmen, welche Vereinbarungen und Veränderungen bräuchten Sie, damit Sie Ihr Ziel, ohne Konflikte zu schüren, verfolgen können? Angenommen, Sie wollen zukünftig Marathon laufen. Dafür benötigen Sie ziemlich viel Vorbereitungszeit. Wenn Sie zudem beruflich sehr eingespannt sind, wird vermutlich die freie Zeit recht

knapp. Wenn Sie in einer Beziehung leben, wären dann sicherlich Klärungen und Absprachen notwendig. Am einfachsten wäre natürlich, wenn Ihr Partner mitlaufen würde.

9. Öko-Check: Prüfen Sie, wägen Sie ab. Was ist der Preis, den Sie für dieses Ziel bezahlen müssen? Was müssen Sie aufgeben? Was müssen Sie dafür investieren – an Zeit, Energie, Überwindung? Was ist Ihr Gewinn, den Sie erzielen werden? Entscheiden Sie sich dafür oder dagegen, je nachdem, was schwerer wiegt.
10. Maßnahmen planen: Erst wenn alle Kriterien von 1 bis 9 geprüft und entwickelt sind, sollten Sie an die konkrete Maßnahmenplanung gehen, um sich Ihre Zukunft nach Ihren Wünschen zu gestalten.

ÜBUNG: KONKRETISIEREN SIE IHRE ZIELPLANUNG

Überlegen Sie, was Ihr wichtigstes Ziel ist, damit Sie eine lohnenswerte Zukunft für Ihr Leben kreieren. Dann gehen Sie der Reihe nach vor und prüfen nach den oben besprochenen Kriterien, wie Sie dieses Ziel umsetzen können.

Übung zur eigenen Stärkung: Logische Ebenen

Für eine sinnvolle Zukunftsplanung hilft es, wenn wir uns unserer eigenen Persönlichkeit bewusst sind, also eine realistische Identitätsvorstellung haben. Zur Unterstützung bietet sich hier das Modell der Logischen Ebenen an. Die Logischen Ebenen sind ein komplexes, dynamisches Persönlichkeitskonzept, das von dem

NLP-Trainer Robert Dilts entwickelt wurde. Mit seiner Hilfe lässt sich die persönliche Entwicklung und Veränderung fördern und die Selbstmotivation steigern. Es hilft, neue Orientierungen zu schaffen, dient als effektives Planungsinstrument und beschleunigt das Lernen neuer Fähigkeiten. In diesem Konzept werden die Ebenen Kontext/Umfeld, Verhalten, Fähigkeiten, Werte/Glaubenssätze und Identität unterschieden. Darüber können zudem noch die Ebenen der Spiritualität, der Zugehörigkeit, der Vision oder Mission ergänzt werden. Vereinfacht frage ich für diese höheren Ebenen stets: »Und wofür ist das alles gut? Wozu wird das führen?«
Im Folgenden überlegen Sie zunächst, welche unterschiedlichen Rollen Sie in Ihrem Leben einnehmen und bei welchen Sie sich weiterentwickeln möchten. Sie brauchen nun Ihr Resilienz-Notizbuch und rund 40 Minuten möglichst ungestörte Zeit.

ÜBUNG: MEINE LEBENSROLLEN

Welche verschiedenen Rollen nehmen Sie privat und beruflich derzeit ein? Machen Sie eine Tabelle, unterteilen Sie diese in private und berufliche Rollen und schreiben Sie alle auf, die Ihnen einfallen, zum Beispiel Mutter/Vater, Sohn/Tochter, Partner/in, Vereinsvorsitzende/r, Sportler/in, Führungskraft/Mitarbeiter/in ...

Wenn Sie mehr als sieben Rollen notiert haben, sollten Sie anfangen zu überprüfen, wovon Sie sich verabschieden wollen. Zu vielen Rollen können Sie nicht gerecht werden. Auch zehrt das sicherlich an Ihren Nerven.

1. Entscheiden Sie sich jetzt, welches Ihre fünf wichtigsten Rollen sind. Umkringeln Sie diese Rollen in Ihrer Liste.
2. Wählen Sie eine der fünf Rollen aus, die Sie noch nicht zufriedenstellend leben.
3. Bestimmen Sie eine Qualität, die Sie für diese Rolle entwickeln wollen. Qualitäten können sein: optimistisch, vertrauensvoll, liebevoll, zuversichtlich, aufmerksam, selbstsicher, erfolgreich...
4. Formulieren Sie Ihren Zielsatz so, als hätten Sie das Ziel schon erreicht, zum Beispiel: »Ich bin eine selbstsichere Mitarbeiterin.« Oder: »Ich bin ein stetiger Gesundheits-Jogger.« Wie lautet Ihr eigener Zielsatz?

Mit den Logischen Ebenen können Sie nun Ihren Zielsatz verstärken. Sie verankern ihn damit auf allen Persönlichkeitsebenen und überzeugen so auch Ihr Unbewusstes.
Wichtig ist, dass Sie Ihre eigene Pyramide von unten nach oben aufbauen. Kopieren Sie sich die Übungsseite am besten. Anschließend sollten Sie sich alle Aussagen noch mal von der Spitze bis zur Basis der Pyramide bewusst machen, indem Sie sich Ihre Aussagen laut vorlesen oder vorlesen lassen. Schauen Sie sich Ihre Notizen ein paar Tage später noch einmal an, um diese noch mehr zu verinnerlichen. Sammeln Sie für jede Ebene möglichst drei Aussagen zu Ihrem Zielsatz.

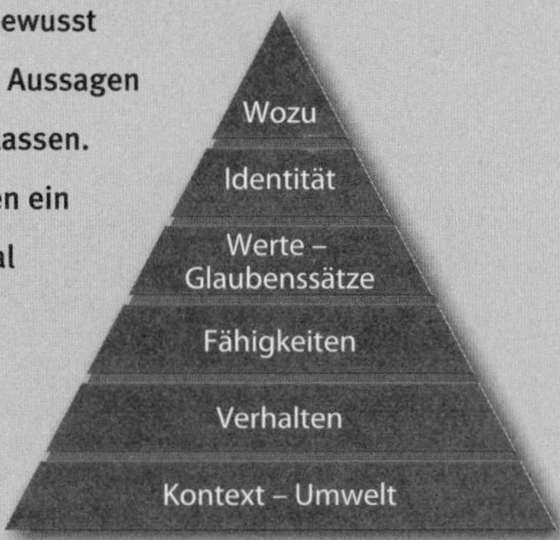

Logische Ebenen (nach Robert Dilts)

Und wozu wird das führen, wenn Sie als ______________ agieren?

1.

2.

3.

Identität: Wer sind Sie, wenn Sie als ________________ agieren?

1.

2.

3.

Werte/Einstellungen/Glaubenssätze: Was genau ist Ihnen besonders wichtig, um als ___________________________ zu agieren?

1.

2.

3.

Fähigkeiten: Welche Ihrer vielen verschiedenen Fähigkeiten unterstützen Sie, um als __________________________ zu agieren?

1.

2.

3.

Verhalten: Welche konkreten Verhaltensweisen nutzen Sie, um als _________________________________ zu agieren?

1.

2.

3.

Kontext: Wann, mit wem und wo genau in welchem Kontext/Umfeld wollen Sie als _______________________________ agieren?

1.

2.

3.

Ein Beispiel aus dem Coaching

Eine Klientin aus meiner Coachingpraxis hatte immer mal wieder Schwierigkeiten, sich durchzusetzen. Sie formulierte für sich den Zielsatz »Ich bin eine starke und selbstbewusste Frau.«

Dies wollte sie im Umgang mit ihren Kollegen, gegenüber dem Chef und generell im Leben realisieren. Als Verhaltensweisen, die sie nutzen wollte, nannte sie: »Ich will klar sagen, was ich will und was nicht; mich aufrecht hinstellen, rechts und links schauen, um einen Überblick zu bekommen; mich bei Bedarf breit machen, indem ich die Hände in die Hüften stemme.« Als ihre Fähigkeiten, um als starke und selbstbewusste Frau zu agieren, nannte sie: »mein Bauchgefühl bei der Bewertung von Situationen; meine Schnelligkeit, zu erfassen, was andere von mir wollen und wo ich mich abgrenzen muss; mein Durchhaltevermögen und meine Sturheit, um an Zielen dranzubleiben«.

Besonders wichtig war ihr, um als starke und selbstbewusste Frau zu agieren, darauf zu achten, fair und gerecht gegenüber anderen zu sein, ihre eigenen Bedürfnisse zu respektieren und diese zu leben sowie sich ausreichend Freiraum und Rückzug für sich selbst zu gönnen. Auf die Frage, wer sie sei, wenn sie solchermaßen als starke und selbstbewusste Frau agiere, sagte sie: »Dann bin ich eine reife Persönlichkeit, bin überzeugend und souverän. Zudem habe ich dann Ausstrahlung und werde von anderen respektiert.« Ihr Resümee, wozu das führen würde, lautete: »Dann lebe ich mein Leben, ich bin zufrieden und stolz auf mich!«

Und genau das wünsche ich auch Ihnen! Allein dadurch, dass Sie die neuen Möglichkeiten durchdacht haben, und durch die Klarheit, die Sie dabei gewonnen haben, werden Sie in Ihren konkreten Alltagssituationen zumindest ein Stück mehr an Stärke und Selbstbewusstsein leben können. Entscheidend ist der Weg hin zum Ziel.

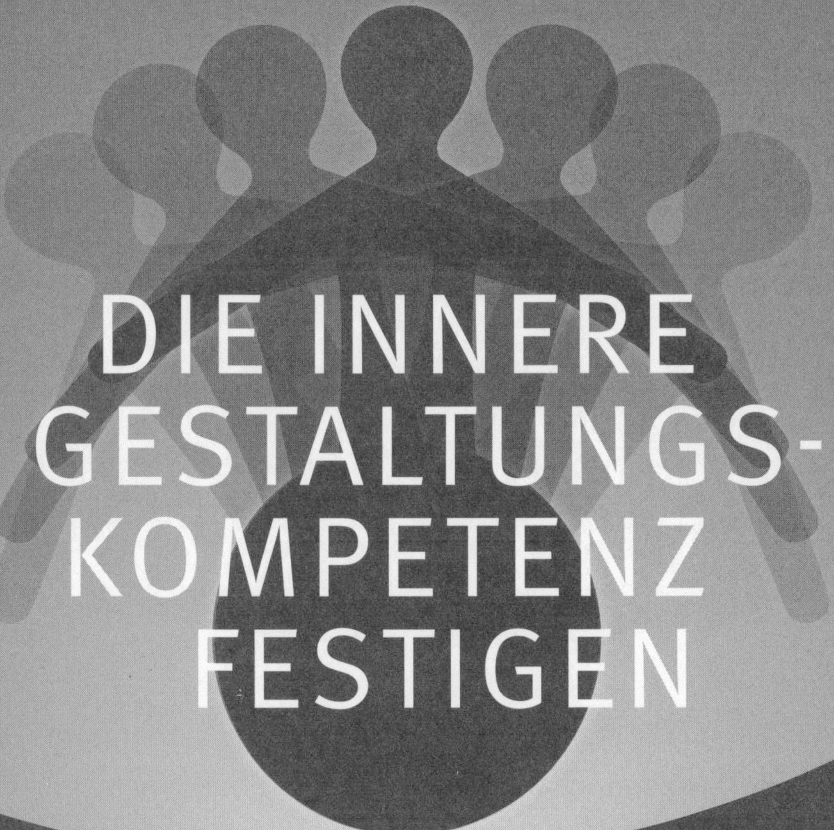

DIE INNERE GESTALTUNGS-KOMPETENZ FESTIGEN

Krisen lassen sich im Leben leider nicht vermeiden. Doch in den vorhergehenden Kapiteln haben Sie schon einiges an Rüstzeug erhalten, um sich einer Krise stellen und sie überwinden zu können. In diesem Kapitel fasse ich noch einmal die wichtigsten Elemente zusammen, um Ihnen zu zeigen, was Sie bereits durch die sieben Schlüssel und die damit verbundenen Techniken gewonnen haben.

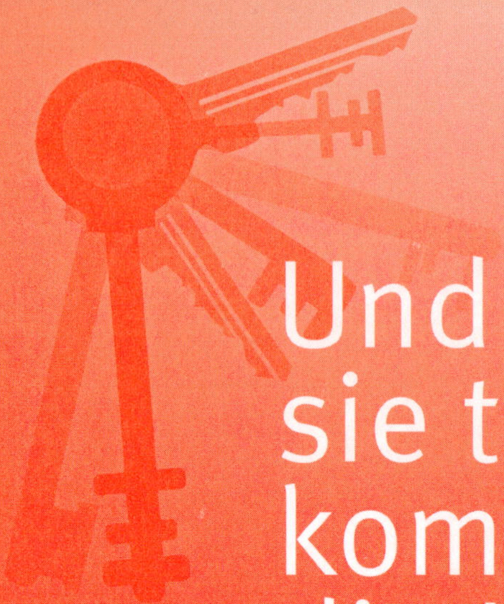

Und wenn sie trotzdem kommt … die Krise?

Wie Sie wissen, kommt es sehr auf unsere innere Wahrnehmung an, wenn wir einer Krise begegnen. In diesem Kapitel erfahren Sie, was Krisen auslösen können und wie es Ihnen gelingt, für Ihre eigene Stabilität zu sorgen, um sich einer Krise mit Erfolg stellen zu können.

Von der Krise zur Chance

Verstimmung, Unsicherheit, Ziellosigkeit, Antriebslosigkeit, Belastung, Stress, Druck, Ärger, Versagensangst, Existenzangst – all dies sind emotionale Zustände, die Menschen in Verbindung mit Krisen wahrnehmen. Die wenigsten Menschen schreien »Juhu« und wittern eine Chance, wenn sich eine Krise nähert. Erst mal wird in einer Krise nur etwas Negatives gesehen, das es zu vermeiden gilt.

Eine Krise scheint aufgrund vieler Beschreibungen fast wie ein gefährlicher Drache zu sein, der sich heimlich anschleicht und einen dann hinterrücks anfällt. Aufforderungen wie »sich der Krise stellen, ihr ins Auge blicken« klingen eher nach Kampf mit möglicherweise unbekanntem Ausgang. Der Psychotherapeut Gunther Schmidt bezeichnet Krise als »ganz alltägliche Ausnahmesituation«. Mit »ganz alltäglich« meint er, dass Krisen zu unserem Leben dazugehören, dass wir jedoch von solch einer Ausnahmesituation trotzdem aus unserer Lebensbahn geworfen werden.
Wenn wir uns in einer Krise befinden, fühlen wir uns meist klein, hilflos und verängstigt. Wir wünschen uns einfach, an die Hand genommen zu werden, weinen zu dürfen, getröstet zu werden. Es ist völlig okay, sich so zu fühlen. Ideal wäre es, wenn Sie diesen Gefühlen auch Raum geben könnten. Schütten Sie einem Menschen, dem Sie vertrauen, Ihr Herz aus, das erleichtert extrem.
In solchen Lebensmomenten sind außerdem Sortierarbeit und Stabilisierung gefragt, damit die Angst kleiner und eine Orientierung wieder möglich wird. Wir brauchen bei solchem Krisenerleben auch eine Portion Geduld, da nicht einfach ein Schalter umgelegt werden kann, sodass aus Angst eine Chance wird. Schritt für Schritt jedoch werden Sie wieder mehr Handlungsmöglichkeiten aufbauen und die Krise durch die innere Stärke, die Sie in den vorangegangenen Kapiteln entwickelt haben, bewältigen.

Zu viel Leistung, zu wenig Ruhephasen

Immer mehr Menschen fühlen sich ausgebrannt – Stichwort: Burnout. Besonders Leistungsträger, also im privaten, sozialen oder beruflichen Umfeld hoch engagierte Menschen, sind gefährdet.
Sie setzen sich extrem ein, haben vielleicht auch ein Gefühl der Unentbehrlichkeit, verleugnen ihre eigenen Gefühle und wollen

sich beweisen. Sie möchten ihre Aufgaben richtig gut machen, etwas leisten und gestalten, womit sie auch hohe Anerkennung ernten. Anfangs tut uns ein solches Sich-selbst-Beweisen gut, doch wenn wir immer wieder unsere Leistungsgrenze überschreiten und uns auspowern, kann eine Abwärtsspirale in Gang gesetzt werden. Irgendwann macht dann die Tätigkeit keinen Spaß mehr, sie wird zur lästigen Pflicht. Das Engagement lässt nach. Wenn die Abwärtsspirale fortschreitet, dann kommt es zu einem tatsächlichen Leistungsabbau. Wir können uns dann nicht mehr auf unsere Aufgaben konzentrieren, werden chaotisch, entscheidungsunfähig und neigen zunehmend zu Schwarz-Weiß-Denken. Wenn's nun noch weiter abwärtsgeht, funktioniert gar nichts mehr. Die Energiespeicher sind dann völlig leer und es ist viel Zeit nötig, um aus diesem Zustand wieder herauszukommen.

SELBST-CHECK: EIGENES KRISENERLEBEN

Erinnern Sie sich an eine Situation, in der Sie völlig überfordert waren, sich ohnmächtig, hilflos und ausgeliefert gefühlt haben.

Bewerten Sie diese Situation auf einer Skala von 1 bis 10. (1=keine Krise; 10=heftige Krise) ________________

Was konkret hat Ihnen in der Situation geholfen?
Wichtig ist, sich die eigenen Fähigkeiten und Ressourcen bewusst zu machen, sodass Sie trotz Krise handlungsfähig bleiben. Krisen gehören zum Leben dazu und werden immer wieder mehr oder weniger heftig passieren.

Typische Symptome bei Krisen sind Albträume und Flashbacks, die immer wieder an das Geschehene erinnern. Durch dieses Wiedererleben, durch das Aktivieren der inneren Abspeicherungen und Bilder werden auch die entsprechenden Gehirnzellen und Nervenbahnen aktiviert, sodass sich das negative Ereignis wie eine immer breiter werdende Autobahn ohne Ausfahrt manifestiert.

Umgang mit der Krise

Eine Krise ist dann bewältigt, wenn ein Mensch ein Lebensereignis, das mit Hilflosigkeit und Ohnmacht verbunden war oder noch ist, in die eigene Lebensgeschichte einordnen kann, ohne dadurch seelisch oder körperlich von Stress überflutet zu werden. Wenn Sie also denk- und handlungsfähig bleiben, obwohl Sie sich wieder an dieses Ereignis erinnern, dann haben Sie es geschafft. Es kann und darf auch sein, dass Sie, während Sie sich erinnern, bemerken, wie Ihr Herz zu pochen anfängt, Sie ein wenig kurzatmiger werden und vielleicht auch etwas zu schwitzen anfangen. Das sind Zeichen, dass Sie bereits »über dem Berg sind«, dass jedoch noch eine Restbelastung vorhanden ist.

Für den Umgang mit Krisen können wir aus der Traumatherapie lernen: Nach einem kritischen Ereignis müssen wir uns zuerst mal stabilisieren. Dafür eignen sich Techniken, die Stress regulieren, sowie die intensive Fokussierung auf unsere Ressourcen. Entscheidend ist dabei, dass wir wieder Eigenverantwortung übernehmen, indem wir etwas tun und darauf vertrauen, dass Heilung möglich ist. Wenn wir wieder auf einer stabilen Basis stehen, dann können wir uns mit sicherem Abstand der Krise/dem Trauma stellen. Durch eine veränderte Wahrnehmung beziehungsweise Wahr-Gebung (Wortschöpfung von Gunther Schmidt) wird eine veränderte Bewertung des Erlebten möglich und damit auch eine Integration.

Für eigene Stabilisierung sorgen

Wenn die Krise in Ihr Leben eingetreten ist, dann ist sie einfach da. Weder Zetern, Jammern, Heulen noch die Probleme zu analysieren wird auf Dauer helfen. Wie Sie schon am Anfang erfahren haben, ist Akzeptanz ein wertvoller Schlüssel, um mit Schwierigkeiten umzugehen. Doch wenn es Ihnen gelingt, sich zu stabilisieren, tun Sie sich etwas richtig Gutes: Sie sorgen dafür, dass Ihre Emotionen wieder in einen mittleren Erregungszustand gelangen.

Das können Sie für sich tun

- Mit einer Kombination aus Entspannung und Bewegung sorgen Sie für Stressabbau. Egal, ob Sie Fahrrad fahren oder laufen gehen: Auch wenn Sie sich nur 15 Minuten täglich bewegen, werden Sie einen deutlichen Unterschied in Ihrem Körperempfinden wahrnehmen.
- Luise Reddemann, eine Ärztin, die viel mit traumatisierten Patienten gearbeitet hat, empfiehlt gesunde Gedanken zu pflegen. Damit meint sie, dass wir – auch wenn wir krank oder belastet sind – sehr wohl Heiterkeit, Leichtigkeit erleben und lachen können. Manchen Menschen gelingt das wie von selbst, aber Sie können sich auch bewusst darin üben. Filme von Heinz Erhardt, Karl Valentin oder Loriot werden sicher Ihnen auch in schwieriger Lage ein Schmunzeln abringen.
- Beim ersten Schlüssel haben Sie das State-Management kennengelernt. Damit können Sie sich körperlich in einen guten Zustand bringen, was auch auf Ihre Gedanken abfärben wird. Springen und hüpfen Sie, schütteln Sie sich richtig durch oder tanzen Sie einfach zu Ihrer Lieblingsmusik quer durch die Wohnung. Sie werden Ihre Lage zumindest vorübergehend bestimmt

in einem viel helleren Licht sehen. Aktivieren Sie außerdem den Ressource-State und den »Moment of Excellence«.

- Beim zweiten Schlüssel haben Sie Ihren Gefühlsquotienten ermittelt. Achten Sie bewusst in Ihrem Tagesverlauf auf all die positiven Gefühle, die es auch in Ihrem Leben gibt.
- Fokussieren Sie sich auf die Gegenwart. Vielleicht brauchen Sie zunächst nur Abstand. Möglicherweise ist es gerade gut, erst abzuwarten, noch nichts konkret anzupacken. Konzentrieren Sie sich aufs Weiterleben, einfach von Tag zu Tag.
- Strukturieren Sie Ihren Tag: Legen Sie fest, wann Sie aufstehen werden, wann und wie Sie Ihre Mahlzeiten einnehmen wollen, wann Sie im Laufe des Tages Bewegung und wann Sie Entspannung einplanen. Eine festgelegte Struktur kann vorübergehend Halt und Sicherheit geben.
- Sorgen Sie für sich, da Sie damit auch Selbstverantwortung übernehmen. Es geht darum, dass Sie wieder Balance gewinnen und sich körperlich und seelisch stabilisieren. Das Leben geht weiter. Seien Sie gnädig mit sich, Sie brauchen nur einigermaßen zu funktionieren. Konzentrieren Sie sich auf das, was gut läuft, und kommen Sie wieder ins Handeln.

Sie können sicher sein, dass irgendetwas auch in der größten Krise »heil geblieben« bist. Mithilfe Ihrer Fantasie können Sie genau das stärken. Mit Fantasiereisen zu einem Wohlfühlort verschaffen Sie sich eine Auszeit, Entspannung und Erholung. Das können Sie gleich bei der folgenden Übung ausprobieren, die sich an die Übung der Traumatherapeuten Luise Reddemann und Ulrich Sachsse anlehnt (siehe Bücher, die weiterhelfen, Seite 188). Lesen Sie zunächst die ganze Anleitung durch, um die Übung anschließend nach Ihrem Gusto durchzuführen.

ÜBUNG: GEDANKEN-SPAZIERGANG

Wählen Sie einen bequemen Platz, wohin Sie sich ungestört für die nächsten 30 Minuten zurückziehen können. Machen Sie es sich so gemütlich wie möglich. Am besten legen Sie sich hin und kuscheln sich in eine warme Decke.

1. Nehmen Sie wahr, wie Sie zunehmend entspannt auf Ihrem Platz liegen. Gehen Sie langsam mit Ihrer Aufmerksamkeit durch den Körper – von den Zehenspitzen bis zu den Fingerspitzen und die Arme wieder hinauf durch die Schultern bis zu den Haarspitzen. Nehmen Sie Ihre noch verspannten Körperpartien wahr, lockern Sie diese. Atmen Sie tief ein und aus. Lassen Sie allmählich los, sodass Sie sich warm, leicht und entspannt auf eine Gedankenreise begeben können.

2. Gehen Sie mit Ihren Gedanken spazieren hin zu einem sicheren Wohlfühlort, an dem Sie sich gerne aufhalten wollen. Vielleicht ist das ein Strand, eine Wiese, eine Insel, ein Berg ... Vielleicht sehen Sie Bilder, vielleicht spüren Sie etwas, vielleicht denken Sie zunächst auch nur an einen solchen Ort. Lassen Sie auftauchen, was immer auftaucht, und nehmen Sie es an.

3. Wenn unangenehme Bilder erscheinen, gehen Sie gedanklich einfach weiter. Jeder von uns kann für sich einen Wohlfühlort finden, an dem er sich vollkommen geborgen fühlt. Manchmal ist der Ort so weit weg, dass wir nicht wissen, wie wir dort hingelangen können. Wenn das bei Ihnen der Fall ist, können Sie einfach ein Hilfsmittel nutzen, zum Beispiel ein Schnellboot oder ein Flugzeug – oder wie wäre es mit einem magischen Trank?

4. Prüfen Sie, ob Sie sich an Ihrem Ort wirklich ganz und gar wohl, sicher und geborgen fühlen. Falls nicht, richten Sie sich Ihren sicheren Ort bitte genau so ein, dass es für Sie passt.
5. Nehmen Sie wahr, wie es Ihrem Körper geht, an diesem inneren sicheren Ort zu sein:
Was sehen Sie, hören, riechen Sie?
Was spüren Sie auf der Haut?
Wie geht es Ihren Muskeln oder Ihrem Bauch?
Wie ist Ihre Atmung?
Nehmen Sie all diese Details so genau wie möglich wahr, damit nicht nur Ihr Kopf, sondern auch Ihre Sinne wissen, wie es sich anfühlt, am diesem Ort zu verweilen …
6. Verabreden Sie jetzt mit sich ein Zeichen, mit dessen Hilfe Sie jederzeit an den sicheren Ort gehen können. Sie können zum Beispiel eine Faust machen oder zwei Fingerspitzen fest zusammendrücken. Immer wenn Sie diese Geste machen werden, können Sie den sicheren Ort erreichen.
7. Atmen Sie abschließend tief ein und aus, genießen Sie das Gefühl und verabschieden Sie sich von Ihrem Ort. Öffnen Sie die Augen, recken und strecken Sie sich und orientieren Sie sich dann wieder im Hier und Jetzt.

Sich aus sicherem Abstand der Krisensituation stellen

Wer in die Berge zum Klettern geht, wird immer Seil und Haken dabeihaben. Sicherheit ist dabei in der Regel das oberste Prinzip. Wenn Sie sich Ihren erlebten Krisen stellen wollen – vor allem wenn es Ihnen in der Situation richtig schlecht ging –, dann brauchen Sie dafür ebenso Sicherungsvorrichtungen. Sie werden vielleicht wieder abrutschen und hinfallen, jedoch wird das Sicherungssystem Ihren Fall bremsen und dämpfen. So wird die Erinnerung weniger wehtun und allmählich auch verblassen.

Innere Gestaltungskompetenz entwickeln

In diesem Buch haben Sie bereits einige Techniken kennengelernt, um Ihre innere Wahrnehmung einer abgespeicherten Situation positiv zu verändern:

- Mithilfe der Übung »Schreiben Sie Ihr inneres Drehbuch um« haben Sie die erinnerten Submodalitäten verändert (Schlüssel 1) – zum Beispiel Schärfe aus dem Bild genommen, den Ton gedämpft, alles eher mit blassen Farben getüncht – genauso können Sie auch Ihre Gefühle verändern und sich zumindest neutral zu dem Erlebten verhalten.
- Mithilfe der Übung »Anker verketten« (Schlüssel 2) können Sie Ihre Insel der Tränen hinter sich lassen.
- Bei der Übung »Auf Abstand gehen« (Schlüssel 4) haben Sie eine einfache Mentaltechnik kennengelernt, die Ihnen hilft, Ihre Gefühle, die mit der Erinnerung an eine belastende Situation verbunden sind, zu ändern. Dort finden Sie auch die Übung »Verzeihen und loslassen«, mit der Sie gefühlte Verletzungen bearbeiten und sich letztlich von der Person und der Situation verabschieden können. Manche Erfahrungen dürfen irgendwann auch einfach ruhen.

Von der Wahrnehmung zur Wahrgebung

Auf diese innere Gestaltungskompetenz beruft sich der Heidelberger Psychotherapeut Gunther Schmidt, indem er rät, die eigenen

Realitätskonstruktionen zu überprüfen. Er geht davon aus, dass es nicht die eine objektive Wahrheit gibt, sondern dass sich jeder Mensch eine subjektive Wahrheit konstruiert. Dieser »Prozess der Wahrgebung« resultiert aus der von uns wahrgenommenen Umwelt und wie wir diese Eindrücke individuell verarbeiten. Eindrücke lösen in uns Assoziationen aus, unser Gehirn sucht nach Verknüpfungen mit vielen Erlebniselementen auf unterschiedlichen Sinnesebenen. Kein Element ist Ursache, sondern alle Elemente beeinflussen sich wechselseitig. Dies ist auch eine Erklärung, warum ein und dieselbe Situation von Menschen unterschiedlich wahrgenommen wird. Wenn Sie folglich immer wieder formulieren: »Immer ist es so, nie bekomme ich …«, dann werden Sie damit eine generelle Überzeugung entwickeln und Ausnahmen von dieser Regel gar nicht mehr wahrnehmen. Je gestresster ein Mensch ist, je stärker sein Krisenerleben ist, desto weniger Antennen hat er frei, um alternative Informationen aufnehmen zu können.

Die Krise umdefinieren

Wenn Sie eine persönliche Situation als Krise oder Katastrophe benennen, dann wird es Ihnen emotional, körperlich und gedanklich vermutlich richtig schlecht gehen. Wenn Sie jedoch diese Situation als enorme Herausforderung definieren, dann wird diese sicherlich sehr anstrengend und fordernd für Sie sein, jedoch vermutlich kein Gefühl der Ausweglosigkeit und Lähmung hervorrufen. Die Schlussfolgerung von Gunther Schmidt lautet: Unser Erleben ist vielfältig gestaltbar. Je nachdem, worauf wir unsere Aufmerksamkeit richten, werden wir ein entsprechendes Erleben erzeugen. Wenn Sie diese Aussagen ernst nehmen, dann haben Sie die Wahl, genau das zu denken, was Ihnen gut tut. Ein erster Schritt dazu könnte sein – auch wenn sich das zuerst komisch anhört –, Ihrem

»Problemthema« einen Namen zu geben, zum Beispiel Hanna oder Egon, so wie Sie auch einem Kind einen Namen geben würden. Ist Ihr Thema eher weiblich oder männlich? Jung oder alt? Wie fühlt es sich an, wenn Sie Ihr Thema mit diesem Namen ansprechen: »Hallo Hanna, bist du auch wieder da? Wie geht's dir?« Probieren Sie es einfach aus und nehmen Sie wahr, welchen Unterschied es für Sie ausmacht. Die meisten empfinden dieses Gedankenspiel als entlastend, das Thema wiegt nicht mehr so schwer und bleibt mehr auf Distanz (siehe auch Seite 22).

Eine neue Sichtweise entwickeln

In der folgenden Übung (in Anlehnung an Gunther Schmidt, siehe Anhang Seite 189) können Sie Ihr Problemmuster verändern, indem Sie eine neue Sicht auf Ihr Thema entwickeln. Legen Sie nach dem Muster auf der übernächsten Seite eine Tabelle an, in der Sie Ihre Antworten eintragen. Vorab ein kleines Beispiel aus dem Coaching: Mein Klient beschrieb sich als passiv, antriebslos und klagte, dass er nichts auf die Reihe bekäme. Er bewertete sich als faul und als Nichtsnutz. Klar, er hatte in den letzten Monaten ziemlich viel zu tun gehabt, aber durchhängen – wie er das bezeichnete – sei einfach nicht okay. Seine Schlussfolgerung war, dass er sich endlich aufraffen müsste, was ihm aber immer schwerer fiel, da er sich extrem unter Druck und fast hilflos fühlte. Sein Körper reagierte auch mit unspezifischem Zwicken im Bauch und Rücken und mit ständig verspannten Schultern. Seine Atmung war sehr flach und immer wieder war er am Seufzen. Seine Art zu kommunizieren gefiel ihm selbst nicht mehr, da er sich immer wieder beim Jammern ertappte. Alles in allem kam er sich ziemlich klein und wertlos vor, und er vermied zunehmend den Kontakt mit anderen. Dieses Beispiel zeigt recht deutlich, wie unangenehm sich seine Situation

gestaltete und dass er sich selbst mit seinen negativen, selbstabwertenden Gedanken immer mehr in den Keller zog.
Als wir anfingen an seinem Soll-Bild zu arbeiten, kam zuerst ein ganz großes »Eigentlich«. Eigentlich sei es ja gut, dass er nichts tue, dass er sich zurücknehme und passiv sei. Denn er bräuchte endlich eine Pause. Nur das Genießen der Pause hatte er sich zuvor versagt. So gelangte er zu der Schlussfolgerung, dass er mit gutem Gefühl Urlaub machen darf. Diese Vorstellung war für ihn mit Freude, Genuss und positiver Anspannung verbunden, sodass er auch wieder durchatmen und letztlich von sich sagen konnte »Ich bin okay«.

ÜBUNG: PROBLEME UMBENENNEN

In dieser Übung werden Sie zuerst ganz akribisch eine Beschreibung Ihres »Problemthemas« erstellen – so wie es aktuell für Sie IST. Danach kreieren Sie eine neue Lösungssicht auf Ihr Thema, Ihre SOLL-Wahrgebung, und bringen dadurch Ihr Problemmuster ins »Tänzeln«.

1. Wählen Sie eines Ihrer »Problemthemen« aus.

2. Bearbeiten Sie die Tabelle. Bitte notieren Sie zuerst alles, was Ihnen zur IST-Beschreibung einfällt.

3. Starten Sie Ihre Lösungsversuche, indem Sie Veränderungen für die Bereiche notieren. Fragen Sie sich, wie Sie das Thema anders benennen könnten, welche alternative Bewertung Ihnen einfällt und so fort.

	IST-Beschreibung	SOLL-Beschreibung
Thema		
Bewertung		
Erklärung		
Schlussfolgerung		
Emotionen		
Körper-Signale		
Atmung		
Art der Kommunikation		
Selbstbild		
Verhalten		

Bewerten Sie abschließend, wie sich Ihr Thema verändert hat. Wie geht es Ihnen, wenn Sie nun an das Thema denken? Wie haben sich Ihre Gefühle verändert? Inwiefern wird Sie das Thema nun weniger belasten?

Resilienz fördern und kultivieren

Wenn Sie die Übungen in diesem Buch durchgearbeitet haben, dann haben Sie bereits viel für Ihre persönliche Resilienzentwicklung getan. Vielleicht schauen Sie nun bei den Büchern im Anhang nach, was Sie noch interessiert. Oder Sie entscheiden sich, dass Sie für bestimmte Themen doch mit einem Coach zusammenarbeiten wollen. Manchmal ist es ganz gut, Themen nicht nur mit sich selbst, sondern mit jemand anderem im Gespräch zu bearbeiten.
So wie ein Musiker immer wieder üben muss, so wie ein Sportler immer wieder trainiert, genauso benötigen wir ein kontinuierliches Training für unsere Lebenskunst. Akzeptieren, optimistisch sein, den Kopf oben halten, geduldig sein, das kann in manchen Lebenslagen durchaus schwerfallen. Manche Lebensthemen brauchen auch ihre Zeit und klären sich vielleicht erst nach Jahren.
Lassen Sie sich nicht unterkriegen, sorgen Sie für sich. Sie sind einmalig, darauf dürfen Sie stolz sein. Jeder kann eine »begehrte Bereicherung« sein. Stärken Sie Ihr Selbstwertgefühl. Wenn Sie sich flexibel Ihren Herausforderungen stellen, dann schwanken Sie vielleicht kurzfristig, finden jedoch wie das Stehaufmännchen schnell wieder Ihre Balance.
Die vorgestellten Übungen aus dem Repertoire der Neurolinguistischen Psychologie (NLP) waren mir in meinem Leben eine große Hilfe. Sie waren meine Brücke, um wieder festen Boden unter meine Füße zu bekommen. Geholfen haben mir Sylvia Schraut, Franz Stowasser, Chris Hall und Ingrid Ellner und viele andere – dafür ganz lieben Dank.
Gehen Sie mit Gelassenheit durchs Leben. Lassen Sie sich nicht so leicht aus der Ruhe bringen, entschleunigen Sie, auch das wird Ihre Resilienz stärken. Ich wünsche Ihnen viel Erfolg dabei!

Bücher, die weiterhelfen:

Bambaren, Sergio: Ein Strand für meine Träume. Piper Verlag, München

Berckhan, Barbara: Einfach selbstsicher! GRÄFE UND UNZER VERLAG, München

Engelbrecht, Sigrid: Krisenfest leben. 8 Starkmacher für Ihr seelisches Immunsystem. Kreuz Verlag, Freiburg

Engelbrecht, Sigrid: Lass los, was dich klein macht. Die sieben Schlüssel zu mehr Selbstwertgefühl. GRÄFE UND UNZER VERLAG, München

Fredrickson, Barbara I.: Die Macht der guten Gefühle. Wie eine positive Haltung Ihr Leben dauerhaft verändert. Campus Verlag, Frankfurt

Grün, Anselm: Das Buch der Lebenskunst. Herder Verlag, Freiburg

Haas, Gabriele; Strackbein, Rita; Strackbein, Dirk: Veränderung aktiv gestalten. Cornelsen Verlag, Berlin

Molinari, Paola: Lebe statt zu funktionieren. GRÄFE UND UNZER VERLAG, München

Rabeder, Karl: Das Leben macht Geschenke, die es als Probleme verpackt. GRÄFE UND UNZER VERLAG, München

Reddemann, Luise: Eine Reise von 1.000 Meilen beginnt mit dem ersten Schritt. Seelische Kräfte entwickeln und fördern. Herder Verlag, Freiburg

Sander, Constantin: Change! Bewegung im Kopf. Ihr Gehirn wird so, wie Sie es benutzen. Business Village, Göttingen

Schmidt, Gunther: Einführung in die hypnosystemische Therapie und Beratung. Carl-Auer-Systeme Verlag, Heidelberg

Sharma, Robin S.: Der Mönch, der seinen Ferrari verkaufte. Eine Parabel vom Glück. Droemer-Knaur, München

Links, die weiterhelfen:

www.juttaheller.de
Hier finden Sie Informationen zu Vorträgen, Trainings, Coachings zur Förderung Ihrer Resilienz und individuellen Veränderungskompetenz.

www.systelios.de
Wer bei Stress, Burnout, Sinnkrisen etc. therapeutische Unterstützung braucht, wird in der Klinik von Gunther Schmidt bestens betreut.

www.metaforum.de
Um die eigene Persönlichkeitsentwicklung zu fördern, sind die Sommer- und Wintercamps in Italien und Brasilien von Bernd Isert eine pure Wohltat.

Projektleitung: Barbara Fellenberg
Lektorat: Angela Hermann-Heene
Umschlaggestaltung, Layout, Cover-Art-Work: independent Medien-Design, Horst Moser, München
Herstellung: Renate Hutt
Satz: Liebl Satz+Grafik, Emmering
Reproduktion: Repro Ludwig, Zell am See
Druck und Bindung: GGP Media GmbH, Pößneck

Syndication:
www.jalag-syndication.de

ISBN 978-3-8338-2735-8
1. Auflage 2013

Die GU-Homepage finden Sie im Internet unter www.gu.de

Wichtiger Hinweis
Die Gedanken, Methoden und Anregungen in diesem Buch stellen die Erfahrung bzw. Meinung der Autorin dar. Sie wurden nach bestem Wissen erstellt und mit größtmöglicher Sorgfalt geprüft. Dennoch können nur Sie selbst entscheiden, ob die hier geäußerten Vorschläge und Ansichten auf Ihre eigene Lebenssituation übertragbar und für Sie passend sind. Weder Autorin noch Verlag können für eventuelle Nachteile oder Schäden, die aus den im Buch gegebenen praktischen Hinweisen resultieren, eine Haftung übernehmen.

www.facebook.com/gu.verlag

GRÄFE UND UNZER

Ein Unternehmen der
GANSKE VERLAGSGRUPPE

DAS ORIGINAL · GU · MIT GARANTIE

Unsere Garantie

Alle Informationen in diesem Ratgeber sind sorgfältig und gewissenhaft geprüft. Sollte dennoch einmal ein Fehler enthalten sein, schicken Sie uns das Buch mit dem entsprechenden Hinweis an unseren Leserservice zurück. Wir tauschen Ihnen den GU-Ratgeber gegen einen anderen zum gleichen oder ähnlichen Thema um.

Liebe Leserin und lieber Leser,

wir freuen uns, dass Sie sich für ein GU-Buch entschieden haben. Mit Ihrem Kauf setzen Sie auf die Qualität, Kompetenz und Aktualität unserer Ratgeber. Dafür sagen wir Danke! Wir wollen als führender Ratgeberverlag noch besser werden. Daher ist uns Ihre Meinung wichtig. Bitte senden Sie uns Ihre Anregungen, Ihre Kritik oder Ihr Lob zu unseren Büchern.
Haben Sie Fragen oder benötigen Sie weiteren Rat zum Thema? Wir freuen uns auf Ihre Nachricht!

Wir sind für Sie da!
Montag–Donnerstag:
8.00–18.00 Uhr;
Freitag: 8.00–16.00 Uhr
Tel.: 0800/7237333
Fax: 0800/5012054
(kostenlose Servicenummern)
E-Mail:
leserservice@graefe-und-unzer.de
P.S.: Wollen Sie noch mehr Aktuelles von GU wissen, dann abonnieren Sie doch unseren kostenlosen GU-Online-Newsletter und/oder unsere kosten losen Kundenmagazine.

GRÄFE UND UNZER VERLAG
Leserservice
Postfach 86 03 13
81630 München